WiKu ®

Stone's Publishing Cologne

WiKu-Wissenschaftsverlag Dr. Stein

www.wiku-verlag.de

www.stonespublishingcologne.eu

Sabrina Dieckmann

Ernährungsberatung nach Magenbypassoperation

Nährstoffdefizite, Supplementation, Ernährungsempfehlungen

2., überarbeitete und erweiterte Auflage

WiKu ®

Bibliografische Informationen

Die Deutsche Bibliothek verzeichnet diese Publikation in der Deutschen Nationalbibliografie; detaillierte bibliografische Daten sind im Internet über http://dnb.ddb.de abrufbar.
Kurzsigel des Verlages: WiKu

ISBN 978-3-86553-420-0

2., überarbeitete und erweiterte Auflage 2013

1. Auflage 2011

Printed in Germany

INHALTSVERZEICHNIS

Vorwort zur 1. Auflage

Übergewicht und Adipositas sind multifaktorielle Erkrankungen mit erheblichen medizinischen, sozialen und wirtschaftlichen Konsequenzen. Von der WHO werden sie als Epidemie bezeichnet, die sowohl Industrieländer, als auch Schwellenländer betreffen. Sie sind gekennzeichnet durch eine über das Normalmaß hinausgehende Vermehrung des Körperfetts. Bei Patienten mit morbider Adipositas, d.h. mit einem BMI $\geq$ 40 oder einem BMI $\geq$ 35 mit schwerwiegenden Begleiterkrankungen, die mit konservativen Gewichtsreduktionsversuchen dauerhaft nicht erfolgreich waren, sind chirurgische Therapien indiziert.

Auf der Grundlage des Mechanismus, mit dem der Gewichtsverlust erreicht wird, werden zwei Gruppen von Verfahren unterschieden. Zum einen Methoden, die zu einer Restriktion führen z. B. Magenband oder Magenschlauch. Zum anderen Techniken, die zu einer Kombination aus Restriktion und Malabsorption führen z. B. Magenbypass.

Unabhängig von der Art des Verfahrens, kann insbesondere unmittelbar postoperativ und in den ersten Monaten nach einer bariatrischen Operation, der Bedarf an Makro- und Mikronährstoffen aufgrund der geringen Verzehrsmengen nicht über die Nahrung gedeckt werden. Für die kombinierten restriktiv-malabsorptiven Verfahren gilt dies in der Regel lebenslang. Bezüglich der Kohlenhydrate und Fette ist dies erwünscht und führt zur Gewichtsreduktion. Ein Mangel an Eiweiß, Vitaminen, Mineralstoffen und Spurenelementen kann hingegen nicht toleriert werden. Hieraus ergibt sich für Patienten die Notwendigkeit, einerseits qualitativ hochwertige Mahlzeiten, andererseits täglich Nahrungsergänzungen in Form von Eiweißzubereitungen, Vitaminpräparaten und Mineralstoffkonzentraten zu sich zu nehmen. Gelingt es bei der postoperativen Betreuung nicht, die Patienten von der Notwendigkeit der Maßnahmen zu überzeugen, droht eine Verschlechterung des Ernährungszustandes sowie Funktionsstörungen der Organe. Patienten nach bariatrischen Operationen sind daher langfristig auf eine ernährungsmedizinische Betreuung angewiesen.

Im vorliegenden Buch, das sich an Ernährungsfachkräfte und Ärzte wendet, die Patienten vor und nach bariatrischen Operationen betreuen, werden auf der Basis der vorhandenen Literatur Empfehlungen für die Nährstoff- und Nahrungsmittelzufuhr sowohl für die ersten postoperativen Wochen, als auch für die langfristige Ernährung gegeben. In die Formulierung der Empfehlungen fließt darüber hinaus die Erfahrung der Autorin bei der prä- und postoperativen Beratung von Patienten mit schwerer Adipositas ein.

Hamburg, April 2011 Dr. med. Dipl. oec. troph. Ursula Bonacker

Vorwort zur 2. Auflage

Zwei Jahre nach Fertigstellung der 1. Auflage erscheint jetzt eine 2. Auflage. Der Anstieg der durchgeführten Magenbypassoperationen und der hieraus resultierende, steigende Bedarf an spezialisierter Ernährungsberatung, erfordert eine zunehmende Professionalisierung der Ernährungsfachkräfte. Das vorliegende Buch leistet hierzu einen wichtigen Beitrag.

Der Titel des Buches "Ernährung nach Magenbypassoperation" ist jetzt kürzer, inhaltlich wurde es hingegen erweitert und aktualisiert.
Neue Studienergebnisse und die Erfahrungen der Autorin bei der Beratung von Patienten mit einem Magenbypass erweitern das Buch vor allem hinsichtlich praktischer Ernährungsempfehlungen. So wurde das Beratungskonzept vollständig überarbeitet und um ein langfristiges Nachsorgeschema mit Ausblick auf eine lebenslange Betreuung ergänzt. Ein erweiterter Tabellenteil gibt einen Überblick über geeignete Lebensmittel für die Phasen des Kostaufbaus unmittelbar nach der Operation. Zur Erleichterung der Beratung der Patienten bezüglich der Bedarfsdeckung kritischer Nährstoffe wie z. B. Vitamin D, wurden Tabellen mit Nährstoffmengen pro Portion des Nahrungsmittels, ergänzt. Darüber hinaus stehen fertig berechnete Tagespläne und ein Ausschnitt aus einem Wochenspeiseplan zur Verfügung.
Besonders hervorzuheben ist die Bewertung verschiedener Eiweißpräparate. Die Autorin hat übliche Eiweißpräparate hinsichtlich festgelegter Kriterien unter die Lupe genommen und in einer Tabelle übersichtlich und nachvollziehbar dargestellt. Dies ermöglicht Ernährungsfachkräften eine rasche Einordnung des vom jeweiligen Patienten verwendeten Eiweißpräparates.
Das vorliegende Buch richtet sich an Ernährungsfachkräfte und Ärzte. Es ist sowohl für die Einarbeitung in diese spezielle Thematik, als auch als Anleitung für die Durchführung von Beratungen geeignet.

Hamburg, Februar 2013 Dr. med. Dipl. oec. troph. Ursula Bonacker

1 Einleitung

Die Prävalenz von Übergewicht und Adipositas steigt weltweit in einem alarmierenden Ausmaß (WHO 2000). Konventionelle Verfahren in der Behandlung der Adipositas, insbesondere bei Patienten mit einem BMI ≥ 40, erzielen in mehr als 95 % der Fälle keine ausreichenden oder langfristigen Ergebnisse (Weiner 2008). „Die weltweite exponentielle Zunahme von operativen Interventionen ist nicht allein die Folge der Adipositasepidemie, sondern das Resultat einer eindrucksvollen Erfolgsbilanz und einer wissenschaftlich belegten Überlegenheit gegenüber allen bisherigen konservativen Therapieansätzen bei extremer Adipositas“ (Weiner 2008:1). Bariatrische Operationen resultieren in einem Gewichtsverlust, welcher mit einer deutlichen Reduktion bis Remission vielfältiger adipositasassoziierter Komorbiditäten einhergeht. Chirurgisch bedingte anatomische Veränderungen können jedoch auch schwere Nährstoffdefizite und Mangelerscheinungen herbeiführen (Wolf 2006) und bariatrische Operationen behandeln lediglich das Symptom und nicht die Ursache schwerer Adipositas.

Der Magenbypass ist noch immer die häufigste bariatrische Operation (Buchwald, Oien 2009, Stroh et al. 2012). Dennoch gibt es bisher nur wenige Langzeituntersuchungen z. B. zu Erfolgsaussichten oder Nährstoffdefiziten, und Ernährungs- und Supplementationsempfehlungen sind z. T. noch immer sehr unterschiedlich. Die wachsende Anzahl schwer adipöser Patienten, die sich bariatrischen Operationen unterziehen, erfordert jedoch eine zunehmende Auseinandersetzung mit metabolischen und ernährungsbedingten Konsequenzen der Adipositaschirurgie.
Der vorliegende Ratgeber basiert auf einer Diplomarbeit des Fachbereichs Ökotrophologie der Hochschule für Angewandte Wissenschaften Hamburg. Neue Studienergebnisse und mehrjährige Erfahrungen in der Ernährungsberatung adipöser Patienten vor oder nach Magenverkleinerungsoperationen ergänzen die überarbeitete und erweiterte 2. Auflage. Anhand wissenschaftlicher Studien werden Ernährungsdefizite, postoperative Beschwerden und eine adäquate Nährstoffsubstitution untersucht sowie Empfehlungen für die Ernährung und Supplementation nach Anlage eines Magenbypasses abgeleitet. Aufgrund unterschiedlicher Empfehlungen, insbesondere bezüglich des postoperativen Kostaufbaus, wurde im Rahmen der zugrundeliegenden Diplomarbeit eine explorative Befragung von Patienten mit einem Magenbypass durchgeführt.
Ziel der vorliegenden Arbeit ist es, für eine wachsende Patientenzahl sowie das in die Nachsorge involvierte multidisziplinäre Team, Schwerpunkte

herauszuarbeiten, Schwierigkeiten aufzuzeigen, praktische Ernährungsempfehlungen abzuleiten und ein Konzept für die postoperative Nachsorge und Umsetzung aktueller wissenschaftlicher Erkenntnisse zu erstellen.
Zu Beginn der Arbeit werden in einem Überblick Grundlagen der Adipositas und chirurgischer Behandlungsmöglichkeiten dargestellt. Weiterführende Informationen, z. B. zu Ätiologie und Epidemiologie, werden in der vorliegenden Arbeit nicht näher ausgeführt und können in entsprechender Fachliteratur vertieft werden.
Im Hauptteil der Arbeit werden in der Literatur beschriebene Nährstoffdefizite und Empfehlungen zur Supplementation untersucht, die Onlineerhebung und ihre Ergebnisse dargestellt und praktische Empfehlungen für die postoperative Ernährung abgeleitet. Erfahrungen aus der Patientenarbeit verdeutlichen darüber hinaus Beratungsschwerpunkte und mögliche Schwierigkeiten. In einem umfangreichen Beratungsteil werden Grundlagen und Ablauf der fünf Basistermine eines postoperativen Beratungskonzeptes vorgestellt sowie verhaltenstherapeutische Interventionen für die Ernährungsberatung aufgezeigt.
Die Arbeit endet mit einem Ausblick auf Inhalte, Schwierigkeiten und die große Bedeutung einer langfristigen ernährungstherapeutischen Betreuung und lebenslanger Nachsorge.

2 Adipositas und chirurgische Behandlungsmöglichkeiten

2.1 *Definition und Bedeutung der Adipositas*

Adipositas ist als eine über das Normalmaß hinausgehende Vermehrung des Körperfetts definiert und stellt ein erhöhtes Morbiditäts- und Mortalitätsrisiko dar (WHO 2000).

Schätzungen der WHO zufolge gab es 2008 weltweit mehr als 200 Millionen Männer und fast 300 Millionen Frauen mit Adipositas; 1,5 Milliarden Erwachsene waren übergewichtig (WHO 2011). „The latest WHO projections indicate that at least one in three of the world's adult population is overweight and almost one in 10 is obese“ (WHO 2006).

Auch in Deutschland nimmt die Prävalenz von Übergewicht und Adipositas stark zu. 2003 waren etwa 50 % der erwachsenen Männer übergewichtig und etwa 17 % adipös. Erwachsene Frauen waren zu etwa 34 % übergewichtig und zu knapp 20 % adipös (Mensink, Lampert, Bergmann 2005).

Übergewicht und Adipositas werden mit zahlreichen Komorbiditäten assoziiert, wie z. B. Insulinresistenz, Diabetes mellitus, Lipidstoffwechselstörungen, Hypertonie, Herzerkrankungen, Schlafapnoe sowie degenerativen Skeletterkrankungen (CA-ADIP 2010). Das Mortalitätsrisiko von Patienten mit einer Adipositas Grad III steigt auf das bis zu zwölffache der Normalbevölkerung. Bei adipösen Frauen wurde eine Verkürzung der Lebenserwartung um bis zu acht Jahre, bei adipösen Männern um bis zu zwölf Jahre nachgewiesen. Vor allem bei jungen Menschen wird die Lebenserwartung infolge einer Adipositas deutlich vermindert (Fontaine et al. 2003).

2.2 *Klassifikation der Adipositas*

Da für eine Bestimmung der Körperzusammensetzung nur sehr aufwendige oder unzulässige Methoden zur Verfügung stehen, werden Übergewicht und Adipositas mit Hilfe von Gewichts- und Längenindizes sowie dem Taillenumfang bestimmt (Wirth 2008).

Die wichtigste Größe für die Gewichtsklassifikation ist der Body Mass Index (BMI).

BMI (kg/m^2) = Gewicht in kg / (Körpergröße in m)^2

Übergewicht ist definiert als ein BMI $\geq 25\ kg/m^2$, Adipositas beginnt mit einem BMI $\geq 30\ kg/m^2$, wobei Übergewichtige entsprechend ihres BMI in Präadipositas und die Adipositas Grade I bis III eingeteilt werden (vgl. **Tab. 1**).

Tabelle 1: Gewichtsklassifikation anhand des BMI bei Erwachsenen.
Quelle: WHO 2000.

Klassifikation	BMI	Risiko für Begleiterkrankungen
Untergewicht	< 18,5	niedrig
Normalgewicht	18,5 – 24,9	durchschnittlich
Übergewicht	≥ 25	
Präadipositas	25 – 29,9	gering erhöht
Adipositas Grad I	30 – 34,9	erhöht
Adipositas Grad II	35 – 39,9	hoch
Adipositas Grad III	≥ 40	sehr hoch

Neben der Höhe des Übergewichts, welches durch den BMI erfasst wird, ist das Fettverteilungsmuster ausschlaggebend für metabolische und kardiovaskuläre Gesundheitsrisiken. Eine abdominale oder viszerale Fettvermehrung korreliert hierbei besonders eng mit kardiovaskulären Risikofaktoren und Komplikationen (DAG et al. 2007, Wirth 2008). Die regionale Fettverteilung kann mit Hilfe von Umfangmessungen abgeschätzt werden. Beträgt das Verhältnis von Taille zu Hüfte (waist-to-hip ratio) > 0,85 bei Frauen und > 1 bei Männern, so liegt eine abdominale Adipositas vor (Wirth 2008). Eine Fettverteilung und Risikobeurteilung ist auch durch eine alleinige Bestimmung des Taillenumfangs möglich. Dieser ist ein grobes Maß für das viszerale Fett und spiegelt das metabolische Risiko besser wider als der BMI. Beträgt der Taillenumfang bei Frauen ≥ 88 cm bzw. bei Männern ≥ 102 cm, so liegt eine abdominale Adipositas vor (WHO 2000). Bei Adipösen ist eine Messung in der Taille kaum möglich, da diese nicht vorhanden ist. Ebenso wenig ist eine Messung in Bauchnabelhöhe sinnvoll, da sich der Nabel mit zunehmendem Abdominalgewicht distal bewegt. Bei einem adipösen Menschen ist das Maßband folglich beim stehenden Patienten horizontal zwischen dem unteren Rippenrand und oberem Beckenkamm anzulegen. Der Umfang wird in Atemmittellage gemessen (Wirth 2008).

2.3 *Chirurgische Therapie der Adipositas*

Es gibt eine Vielzahl von Behandlungsmöglichkeiten der Adipositas. Eine Ernährungsberatung zu Lebensmitteln und Ernährungsgewohnheiten, die eine Gewichtsabnahme unterstützt, stellt eine essentielle Komponente jeder Gewichtsreduktionsstrategie dar (WHO 2000). Neben rein diätetischen Maßnahmen beinhalten konservative Therapieansätze auch Bewegungs- und/oder Verhaltenstherapien oder pharmakologische Behandlungen. Am Ende des Entscheidungsprozesses bezüglich der Behandlungsmöglichkeiten von Adipositas stehen chirurgische Maßnahmen (Weiner 2009).
Die chirurgische Therapie der Adipositas gilt bei schwer Adipösen (BMI ≥ 35) jedoch als die effektivste Möglichkeit Gewicht zu verlieren und den Gewichtsverlust langfristig zu stabilisieren (WHO 2000). Da die eigentliche Ursache der Adipositas komplex und noch weitgehend unbekannt ist, sind adipositaschirurgische Maßnahmen keine Ursachenbekämpfung (DGCA, DAG 2006). Gut dokumentierte Langzeitergebnisse zeigen jedoch eine Reduktion von Komorbiditäten (Buchwald et al. 2004) sowie eine deutlich erhöhte Lebensqualität infolge chirurgischer Verfahren zur Behandlung von schwerer Adipositas (Fontaine, Barovsky 2001). Die chirurgische 30-Tages-Mortalität nach einer Magenbypassoperation beträgt, einer Meta-Analyse über 5.644 Patienten zufolge, 0,5 % (Buchwald et al. 2004). Chirurgische Verfahren sind infolgedessen international als sichere und effektive Maßnahme zur Behandlung der Adipositas Grad III anerkannt (Buchwald et al. 2004, Sjöström et al. 2004).
Bariatrische Operationen können bei Patienten in Betracht gezogen werden, die einen BMI ≥ 40 kg/m² aufweisen oder bei einem BMI ≥ 35 kg/m² schwerwiegende Begleiterkrankungen zeigen und bei denen konservative Behandlungen nachweislich nicht erfolgreich waren. Im Rahmen wissenschaftlicher Studien kann eine Operation von Patienten mit Diabetes mellitus Typ 2 bereits bei einem BMI von 30-35 kg/m² erwogen werden. Nach wiederholtem Scheitern multimodaler konservativer Therapieversuche, kann eine bariatrische Operation als ultimo ratio sogar bei extrem adipösen Jugendlichen mit schwerwiegenden Begleiterkrankungen in Betracht gezogen werden, so die aktuelle S3-Leitlinie (CA-ADIP 2010). Die Chirurgische Arbeitsgemeinschaft für Adipositastherapie weist in diesem Zusammenhang auf die besondere Bedeutung einer bereits präoperativen Betreuung der Patienten durch eine qualifizierte Ernährungsfachkraft hin (CA-ADIP 2010).

2.3.1 Operationsverfahren

Bariatrische Operationen werden aufgrund ihres primären Mechanismus in restriktive, malabsorptive oder kombinierte Verfahren unterteilt und unter-

scheiden sich im angestrebten Gewichtsverlust und dem Risiko von postoperativen Nährstoffdefiziten und Komplikationen.
Verfahren, wie ein Magenband, Schlauchmagen oder eine Gastroplastik, welche die Gewichtsabnahme primär durch eine Einschränkung der Nahrungsaufnahme erreichen, werden als **restriktive Verfahren** bezeichnet (Weiner 2009). Das Ziel einer Restriktion ist eine massive, qualitative Einschränkung des Verzehrs fester Lebensmittel, unabhängig von Nährwerten und Produkten. Da eine Energiezufuhr in flüssiger Form nicht kontrolliert werden kann, ist eine nicht unerhebliche Compliance seitens der Patienten erforderlich (DGCA, DAG 2006).
Durch **malabsorptive Verfahren**, wie die biliopankreatische Diversion (BPD), wird die resorbierende Mukosaoberfläche des Darms drastisch verkleinert und es kommt zu einer Beschleunigung der intestinalen Transitzeit des Nahrungsbreis. Infolge einer Umleitung von Verdauungsenzymen in tiefere Darmabschnitte kann eine Fettverdauung nur noch in einem verkürzten Darmschenkel erfolgen. Über das Ausmaß der Malabsorption entscheidet hierbei die Länge des verbleibenden gemeinsamen Verdauungskanals. Die Gewichtsreduktion erfordert bei malabsorptiven Verfahren gegenüber restriktiven somit eine geringere Compliance der Patienten und erfolgt vor allem aufgrund der Malabsorption (DGCA, DAG 2006).
Kombinierte Verfahren, wie die BPD mit Duodenalswitch (BPD/DS) und auch der Magenbypass (MBP), nutzen Aspekte der Nahrungsrestriktion und Malabsorption (Wirth 2008).

Obwohl adipositaschirurgische Maßnahmen einen massiven chirurgischen Eingriff darstellen und die Gefahr chirurgischer Komplikationen bieten, überwiegen für viele Patienten die Vorteile des Gewichtsverlustes und der Reduktion von Komorbiditäten (Parkes 2006).

1998 wurden weltweit etwa 40.000 bariatrische Operationen durchgeführt (Scopinaro 1998). Im Zeitraum von fünf Jahren stieg die Zahl jährlicher Operationen im Jahr 2003 auf 146.301. Dies entspricht einer Steigerung von 266 % (Buchwald, Williams 2004). 2008 wurden weltweit bereits 344.221 adipositaschirurgische Operationen durchgeführt, demnach in einer Zeitspanne von 10 Jahren eine Steigerung um 761 % (vgl. **Abb. 1**) (Buchwald, Oien 2009).

Operationsverfahren weltweit

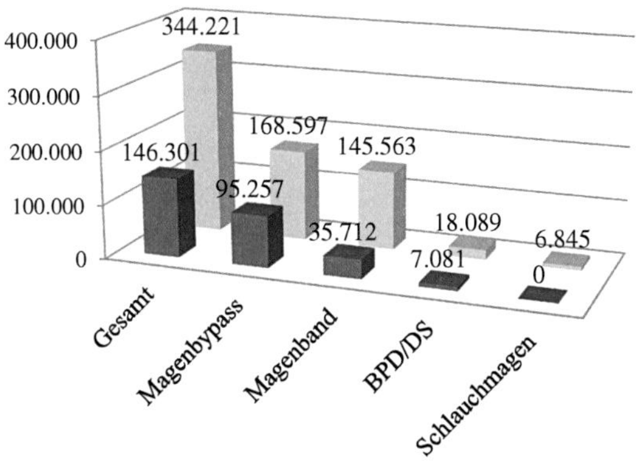

Abbildung 1: Operationsverfahren weltweit.
Quelle: modifiziert nach Buchwald, Oien 2009.

Nach Angaben der IFSO[1] war 2008 die häufigste adipositas-chirurgische Maßnahme weltweit mit 49 % der MBP (Buchwald, Oien 2009).

Auch in Deutschland hat sich die Anzahl bariatrischer Operationen in den letzten Jahren drastisch erhöht (vgl. **Abb. 2**). Während im Jahr 2005 261 MBP operiert wurden, waren es 2010 bereits 1649 Operationen – in 5 Jahren ein Anstieg um 532 %. Den aktuellsten Zahlen zu Folge bleibt der MBP somit auch in Deutschland die häufigste bariatrische Intervention.

In den letzten Jahren zeigte der Schlauchmagen, seit seinem Operationsbeginn 2006, im Vergleich der Verfahren den größten Zuwachs; Magenbandimplantationen verzeichneten nur einen schwachen Anstieg. Die malabsorptiven Verfahren der BPD und BPD/DS werden in Deutschland hingegen kaum noch durchgeführt; 2010 gab es lediglich 23 Operationen (Stroh et al. 2012).

Insgesamt wurden 2010 3987 Primäreingriffe sowie 514 Revisions- und Re-Do-Operationen (Umwandlungseingriffe) in Deutschland durchgeführt (Stroh et al. 2012).

Operationsverfahren in Deutschland

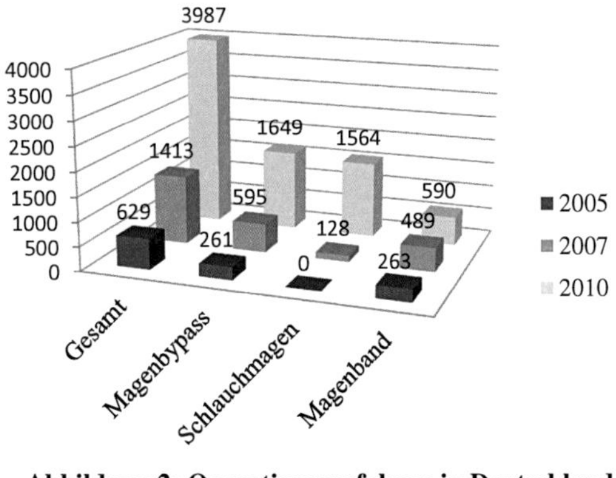

Abbildung 2: Operationsverfahren in Deutschland.
Quelle: modifiziert nach Stroh et al. 2009, Stroh et al. 2012.

[1] International Federation for the Surgery of Obesity

2.3.2 Magenbypass

Der Magenbypass stellt infolge anatomischer Veränderungen des Gastrointestinaltrakts ein kombiniertes Verfahren aus Nahrungsrestriktion und Malabsorption dar (Weiner 2010).

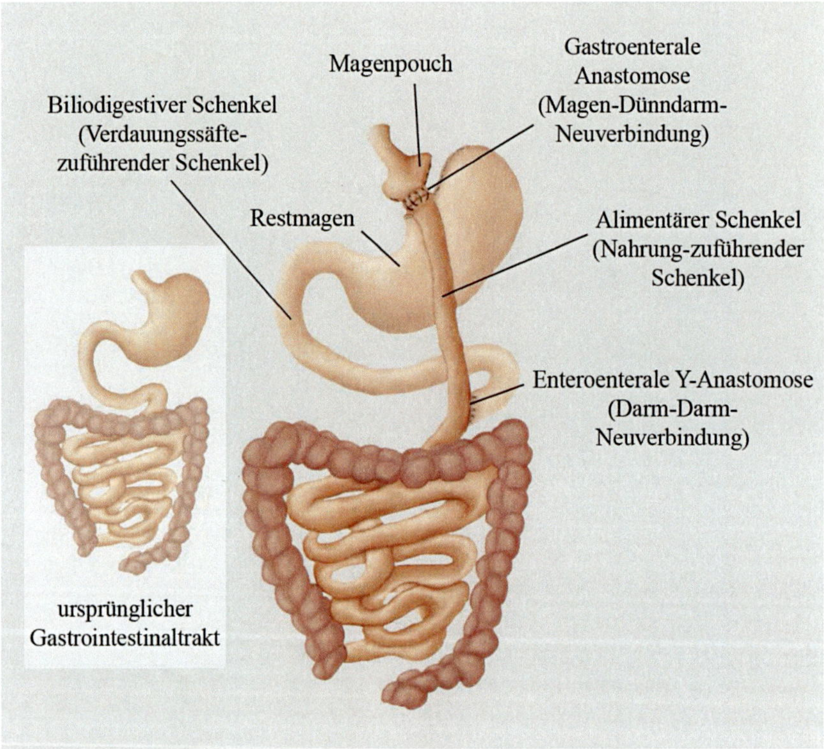

Abbildung 3: Prinzip des Magenbypasses. Design: Janek Tietz 2011.

Während der Bypassoperation erfolgt zunächst die Abtrennung des Magens kurz unterhalb der Speiseröhre. Es entsteht ein kleines Magenreservoir, auch Pouch genannt; der größere, untere Teil des Magens wird verschlossen. Zudem wird der Dünndarm durchtrennt und der untere Schenkel (alimentärer oder Roux-Schenkel) mit dem Magenpouch verbunden. Der an den Restmagen folgende Dünndarmabschnitt (biliodigestive Schenkel) wird unterhalb dieser Verbindung von Magen zum Dünndarm im Anschluss Y-förmig mit dem alimentären Schenkel verbunden (vgl. **Abb. 3**) (Miller, Weiner 2004). Folglich wird der verschlossene Restmagen bei der Verdauung umgangen und die Nahrung gelangt aus dem Pouch direkt in den Dünndarm. Da die Verdauungsenzyme infolge der Umgehung des Duodenums erst in Höhe der Y-Anastomose dazu gelangen, hat die an den Magenpouch genähte alimentäre Dünndarmschlinge zunächst nur den Nährstofftransport zu gewährleisten, ohne dass eine Fettverdauung stattfindet (Weiner 2010). Wie viel von der Nahrung absorbiert werden kann, bestimmt im Wesentlichen die Länge des gemeinsamen Schenkels (Common Channel) (Miller, Weiner 2004).

Das Fassungsvermögen des Magens wird durch eine Magenbypassoperation von ca. 1,6 bis 2,4 l auf etwa 15 bis 30 ml reduziert (Weiner 2009); der Magenausgang in den Dünndarm hat einen Durchmesser von ca. einem Zentimeter (Miller, Weiner 2004).

Es werden zwei Varianten des Magenbypasses durchgeführt; der proximale und der distale Bypass. Der konventionelle Magenbypass ist proximal, d. h. der vom verschlossenen Restmagen kommende Dünndarmschenkel, der die Verdauungsenzyme enthält, wird weiter oberhalb mit dem hochgezogenen alimentären Schenkel verbunden. Beim distalen Magenbypass erfolgt das Annähen des Verdauungsenzyme-zuführenden Dünndarmschenkels weiter unten, so dass eine größere Malabsorption entsteht.

Hauptmechanismus für den Gewichtsverlust des proximalen Magenbypasses stellt die Nahrungsrestriktion dar. Weiner (2009:75) beschreibt ihn als „[...] vorwiegend restriktives Verfahren mit malabsorptiven Nebenwirkungen", wodurch ein sehr kleines Pouchvolumen für eine erfolgreiche Gewichtsreduktion entscheidend ist. Das Ausmaß der Malabsorptionskomponente steigt mit der Länge der umgangenen Dünndarmschlinge, so dass eine Restriktion in Kombination mit einem kurzen Common Channel eine überwiegend malabsorptive Komponente initiiert (Weiner 2009). Je länger der biliodigestive Schenkel, d.h. je größer die Malabsorptionskomponente, desto größer ist auch die daraus resultierende Gewichtsabnahme (Brolin et al. 2002). Aufgrund einer Entfernung großer Teile des Magenkörpers und Fundus werden bei Anlage eines Magenbypasses zusätzlich Orte der Ghrelinproduktion weitgehend entfernt. Infolgedessen wird vermutet, dass die Gewichtsabnahme auch Folge einer Abnahme des am Sättigungsmechanismus beteiligten Hormons ist (Wirth 2008).

Obwohl der distale Magenbypass eine größere Gewichtsabnahme und -stabilisierung erzielt als Verfahren mit kürzeren Roux-Schenkeln, kommt es auch häufiger zu metabolischen Komplikationen (Brolin et al. 2002). Aufgrund der eingeschränkten Absorption von Eiweißbausteinen im kurzen Restdarm kann der distale Bypass, neben den Defiziten des proximalen Magenbypasses, langfristig vor allem Proteindefizite verursachen (Weiner 2009). Die amerikanischen Autoren Brolin et al. (2002) empfehlen den distalen Magenbypass lediglich ausgewählten Patienten mit einem

BMI ≥ 60 kg/m², welche einer umfassenden Langzeitnachsorge zustimmen. Auch in Europa gehört der distale Magenbypass nicht zu den Standardverfahren (Weiner 2009).
In der vorliegenden Arbeit werden die beiden Bypassverfahren aufgrund der in der Literatur üblicherweise einheitlich verwendeten Bezeichnung im Allgemeinen nicht unterschieden. Es wird der übergreifende Begriff „Magenbypass“ (MBP) verwendet.

2.3.3 Erfolgsaussichten bariatrischer Operationen

Jede bariatrische Operation resultiert in einem Gewichtsverlust, welcher üblicherweise als Höhe des „excess weight loss“ (EWL), dem Verlust an Übergewicht, ausgedrückt wird und vom Operationsverfahren abhängig ist. Buchwald et al. (2004) zeigten in ihrer Meta-Analyse bei 10.172 Patienten einen durchschnittlichen EWL von 61,2 % nach unterschiedlichen chirurgischen Verfahren. Der EWL beim MBP betrug durchschnittlich 61,6 %.

Auf einen Blick

►► Gewichtsreduktion nach Magenbypass

Patientenbeispiel: 1.80 m, Gewicht 162 kg, BMI 50

→ entspricht einem Übergewicht von ~80 kg
→ Durchschnittliche Abnahme nach MBP: 61,6 % EWL (~49 kg)
→ Realistische Erwartungen des Zielgewichtes: 113 kg, BMI 35

Die bisher größte Langzeituntersuchung zu chirurgischen Interventionen bei Menschen mit Adipositas ist die Swedish Obese Subject (SOS)-Studie. Die kürzlich veröffentlichten 20-jährigen Ergebnisse der Fall-Kontroll-Studie zeigen, dass die Gewichtsabnahme bei allen bariatrischen Operationen nach einem Jahr am größten war, es bei allen untersuchten Interventionen zu Gewichtswiederanstiegen kam und sich das Gewicht postoperativ nach 8-10 Jahren einzupendeln schien (Sjöström 2012).
Die nicht operierte Kontrollgruppe verzeichnete ihre größte Gewichtsabnahme von - 1 ± 6 % nach 6 Monaten. In den drei operierten Untergruppen betrug die größte Gewichtsreduktion nach einem Jahr - 21 ± 10 % beim Magenband, - 26 ± 9 % bei der Gastroplastik und - 38 ± 7 % beim MBP (Sjöström et al. 2004). Im Untersuchungszeitraum stieg das Gewicht sowohl in der Kontrollgruppe wie auch bei allen Operationsverfahren wieder an. Während die Kontrollgruppe nach zwei Jahren einen Gewichtsanstieg von + 0,1 % verzeichnete, erreichten die operierten Untergruppen noch immer einen durchschnittlichen Gewichtsverlust von - 23,4 %. Sowohl die erzielte Gewichtsreduktion als

auch die Differenz zum präoperativen Ausgangsgewicht waren beim MBP am größten. Zwei Jahre nach der Operation betrug der erreichte Gewichtsverlust in der MBP-Untergruppe - 35 % zum Ausgangsgewicht; nach 10 Jahren durchschnittlich noch immer - 25 ± 11 %, gegenüber - 16,5 ± 11 % bei der Gastroplastik, - 13,2 ± 13 % beim Magenband und + 1,6 ± 12 % bei der nicht operierten Kontrollgruppe (Sjöström et al. 2004).

Die SOS-Studie verdeutlicht weitergehend, dass die chirurgische Therapie der konservativen in Bezug auf alle Komorbiditäten deutlich überlegen ist (Sjöström et al. 2004). Auch in der Meta-Analyse um Buchwald et al. (2004) wurde gezeigt, dass bei allen chirurgischen Verfahren eine deutliche Verbesserung bis Remission der Komorbiditäten eintritt. 76,8 % der Patienten aller chirurgischen Verfahren wiesen keinen Diabetes mellitus mehr auf. Patienten mit einem MBP zeigten sogar zu 83,7 % eine Remission. Bei 79,3 % aller Verfahren verbesserten sich postoperativ vorliegende Hyperlipidämien, wobei es nach Anlage eines MBP sogar 96,9 % waren. Insgesamt zeigten 61,7 % aller Patienten eine vollständige Heilung von Hypertonie, wobei nach einem MBP 67,5 % keinen Bluthochdruck mehr zeigten. 85,7 % der Patienten wiesen postoperativ keine Schlafapnoe mehr auf. Hier waren es nach Anlage eines MBP 80,4 % (Buchwald et al. 2004). Auch die SOS-Studie stellte als besonders bemerkenswert heraus, dass nach zwei Jahren 72 % der Diabetiker keinen Diabetes mehr aufwiesen; nach 10 Jahren waren es immerhin noch 36 % (Sjöström et al. 2004).

Die jüngste Meta-Analyse von Buchwald et al. (2009) über 135.246 Patienten bestätigt die hohe Remissionsrate des Diabetes mellitus nach bariatrischen Operationen. Bei 86,6 % der Patienten aus 621 Studien zeigte die Meta-Analyse eine Besserung der diabetischen Stoffwechselsituation; bei 78,1 % (bzw. 80,3 % der Patienten mit einem MBP) eine vollständige Remission. Obwohl in der SOS-Studie die Hälfte der Probanden mit einer Diabetes-Remission diesen nach 10 Jahren erneut entwickelt hatten, zeigten kürzlich veröffentlichte Ergebnisse einen starken Präventionseffekt chirurgischer Interventionen bzgl. Typ II-Diabetes. Bariatrische Chirurgie reduzierte das Risiko von Probanden ohne Diabetes, diesen zu entwickeln nach 2 Jahren um 96 %, nach 10 Jahren um 84 % und nach 15 Jahren noch immer im 78 % (Sjöström 2012). Bei einem insulinpflichtigen Diabetiker ist eine Magenbypassoperation aus finanzieller Sicht, im Hinblick auf direkte Kosten, bereits nach acht Monaten „amortisiert“. Bei Einberechnung indirekter Kosten durch Spätfolgen, Arbeitsunfähigkeit und Komplikationen liegt die Ersparnis noch deutlich höher (Weiner 2008).

In der SOS-Studie zeigten Patienten mit einem MBP, im Vergleich zu jenen, die eine Gastroplastik oder ein Magenband erhielten, günstigere Er-

gebnisse in Bezug auf durchschnittliche Veränderungen von Gewicht und Komorbiditäten. Trotz niedriger Teilnehmerzahlen in der zehnjährigen Follow-up-Untersuchung, scheint der MBP infolgedessen die Methode der Wahl zu sein (Sjöström et al. 2004). Die S3-Leitlinie der Chirurgischen Arbeitsgemeinschaft für Adipositastherapie unterstreicht jedoch, dass es kein pauschal zu empfehlendes Verfahren für Patienten gibt und die Verfahrenswahl individuell unter Berücksichtigung von BMI, Alter, Geschlecht, Komorbiditäten und Beruf erfolgen sollte (CA-ADIP 2010).
Nicht vergessen werden sollten im Entscheidungsprozess für oder gegen eine bariatrische Operation die Auswirkungen der beträchtlichen Gewichtsreduktion auf die Haut und folglich die Entstehung oft massiver Hautlappen an vor allem Oberarmen, Bauch, Brust und Oberschenkeln.

3 Bedeutung und Konsequenzen der Ernährung nach Anlage eines Magenbypasses

3.1 *Leitlinien und Literatur*

Die ernährungstherapeutische Vor- und Nachsorge der chirurgischen Behandlung der Adipositas gewinnt zunehmend an Bedeutung. Internationale Leitlinien empfehlen bereits eine perioperative ernährungstherapeutische Betreuung. Mit der 2010 erschienenen S-3-Leitlinie der Chirurgischen Arbeitsgemeinschaft für Adipositaschirurgie wird dies nun auch in nationalen Leitlinien berücksichtigt.

Auf einen Blick

►► **Nationale und internationale Leitlinien**

- Endocrine and Nutritional Management of the Post-Bariatric Surgery Patient: An Endocrine Society Clinical Practice Guideline (Heber et al. 2010)
- S3-Leitlinie: Chirurgie der Adipositas (CA-ADIP[2] et al. 2010)
- AACE/TOS/ASMBS[3] Medical Guidelines for Clinical Practice for the Perioperative Nutritional, Metabolic, and Non-Surgical Support of the Bariatric Surgery Patient (Mechanick et al. 2008)
- ASMBS Allied Health Nutritional Guidelines for the Surgical Weight Loss Patient (Aills et al. 2008)
- Interdisciplinary European Guidelines on Surgery of Severe Obesity (Fried et al. 2008)
- Obesity Surgery: evidence-based guidelines of the European Association for Endoscopic Surgery (Sauerland et al. 2005)

Ernährungstherapeutisch von besonderem Interesse sind die amerikanischen „Allied Health Nutritional Guidelines“ und „Medical Guidelines for Clinical Practice“ aus dem Jahre 2008 sowie die „Endocrine Society Clinical Practice Guidelines“ aus 2010. Diese geben neben einem Hinweis auf die Notwendigkeit einer perioperativen ernährungstherapeutischen Betreuung konkrete Ernährungs- und Supplementationsempfehlungen.
Aktuelle Erkenntnisse unterliegen aufgrund von Forschung und klinischer Erfahrungen einem ständigen Wandel, was zu kontinuierlichen Ergänzungen in der Literatur führt.

---

[2] CA-ADIP = Chirurgische Arbeitsgemeinschaft für Adipositastherapie

[3] AACE = American Association for Clinical Endocrinologists, TOS = The Obesity Society, ASMBS = American Society for Metabolic and Bariatric Surgery

Grundlage der vorliegenden Arbeit ist im Schwerpunkt eine PubMed-Recherche englischsprachiger Literatur (http://www.ncbi.nlm.nih.gov pubmed). Untersuchungsgegenstand war der Zeitraum 1989-2012, unter Verwendung der Suchbegriffe „gastric bypass", „guidelines", „obesity", „nutrition" sowie „deficiency", „eating behaviour", „food intolerance" und „dietary habits". In der ausgewählten Literatur aufgeführte Quellen wurden ebenfalls herangezogen.
Daten wurden bevorzugt klinischen Studien entnommen. Fallberichte sowie Expertenempfehlungen wurden nur genutzt, wenn diese die einzige Literaturquelle darstellten.

3.2 *Notwendigkeit einer ernährungstherapeutischen Betreuung*

Auf einen Blick

►► **Postoperative Herausforderungen**

- geringe Nahrungsmengen
- starke Reduktion der Kalorienaufnahme
- Nahrungsmittelintoleranzen
- Aversionen
- Funktionsänderungen durch anatomische Veränderungen
- ernährungsbedingte postoperative Beschwerden
- Nährstoffdefizite und Folgeerkrankungen
- langfristige Lebensstiländerung

Die Vorteile des Gewichtsverlustes und der Reduktion von Komorbiditäten, überwiegen für viele Patienten die Gefahr chirurgischer Komplikationen (Parkes 2006). Anatomische Veränderungen, eine starke Reduktion der Kalorienaufnahme sowie Nahrungsmittelintoleranzen limitieren jedoch die Aufnahme vieler Nährstoffe und können bei ungenügender Beachtung Defizite und schwere Komplikationen nach sich ziehen.
Metabolische und ernährungsspezifische Komplikationen sind in den meisten Fällen jedoch vorhersehbar, vermeidbar und therapierbar. Sie stehen in großem Maße in direktem Zusammenhang mit chirurgisch bedingten anatomischen Veränderungen des Gastrointestinaltraktes sowie der Nichteinhaltung von Ernährungsempfehlungen, medizinischen Nachsorgeuntersuchungen und einer regelmäßigen Einnahme von Nahrungsergänzungsmitteln (Malinowski 2006). Größtenteils können ernährungsassoziierte Beschwerden und Komplikationen durch eine ausgewogene Lebensmittelauswahl, Nahrungsergänzungsmittel und ein bedachtes Ernährungsverhalten vermieden werden (Parkes 2006).

Obwohl der MBP, z. B. im Vergleich zum Magenband, weniger leicht „auszutricksen" ist, ist es dennoch keine Operation, die ohne aktive Mitarbeit eine dauerhafte Gewichtsreduktion bewirkt. „It is a tool for the patients to use" (Mallory 1992:375) und erfordert aktive Bemühung und Bereitschaft zur Mitarbeit, um Gewichtsverluste und einen gesunden Lebensstil erreichen und erhalten zu können. Es ist von besonderer Wichtigkeit, Patienten dies bereits im Vorhinein zu verdeutlichen und auch während prä- und postoperativer Beratungen immer wieder zu betonen (Mallory 1992).
Neben Kurz- und Langzeitkomplikationen, wie z. B. Erbrechen, Dumping oder Nährstoffdefiziten, wird die Gewichtsreduktion nach ein bis zwei Jahren stagnieren (Mallory 1992). Das erste postoperative Jahr ist somit eine entscheidende Zeit, um alte Verhaltensweisen zu verändern und im Gegenzug neue für ein Leben lang zu etablieren (Cook, Edwards 1999). Um langfristig erfolgreich zu sein, müssen Patienten lernen sich gesund und ausgewogen zu ernähren und eine Lebensmittelauswahl mit hoher Nährstoffdichte zu treffen (Mallory 1992). Ebenso ist ein ausreichendes Verständnis über die Wirkungsweise des MBP sowie mögliche Symptome, die auf Mangelerscheinungen hinweisen können, von großer Bedeutung (Ludwig, Bernhardt 2007).
Wenngleich die Mehrzahl der Patienten reichlich Diäterfahrung besitzt, bedeutet dies nicht, dass sie zwangsläufig mit gesunder Ernährung vertraut sind (Mallory 1992). Praxiserfahrung zeigt, dass auch bereits operierte Patienten teilweise wenig über die Funktionsweise des MBP sowie dessen Folgen wissen; ihnen z. T. das Dumping-Syndrom nicht bekannt ist und/oder keine bzw. nicht ausreichend Nahrungsergänzungsmittel eingenommen werden. Während in der Transplantationsmedizin mittlerweile erkannt wurde, dass Erfolge gleichermaßen von einer verbesserten operativen Technik, wie auch einer optimalen postoperativen Behandlung abhängen, finden notwendige postoperative Supplementation und Nachsorge im Zusammenhang mit bariatrischen Operationen noch zu wenig Beachtung (Ludwig, Bernhardt 2007).
Die dringend erforderliche Aufgabe einer qualifizierten Ernährungsberatung ist es, Patienten auf ihrem Weg vor und vor allem nach der Operation zu begleiten und Ansprechpartner bei Schwierigkeiten, Beschwerden und Unverträglichkeiten zu sein. Kernelemente der Beratung sind eine adäquate Versorgung und Substitution ausgewählter Nährstoffe, Vermeidung von Defiziten und Langzeitkomplikationen sowie Patienten eine geeignete Lebensmittelauswahl aufzuzeigen (Mallory 1992). „However, some essential nutrients do not have established recommended daily allowances yet and others may not even be known. Therefore we must rely on the consump-

tion of a variety of foods to provide essential nutrients and adequate energy" (Mallory 1992:377).
Die Praxis zeigt, dass eine ernährungstherapeutische Unterstützung nicht nur unmittelbar postoperativ entscheidend, sondern auch viele Monate nach der Operation von großer Bedeutung ist. Gewichtsstagnation oder -wiederanstieg, steigende Portionsgrößen sowie wiederkehrender Hunger, Appetit und zunehmendes Verlangen nach Süßigkeiten, begünstigen ein Zurückfallen in alte Verhaltensweisen. Die Einnahme von Nahrungsergänzungspräparaten wird im Laufe der Zeit oft vorschnell reduziert oder eingestellt; die Mahlzeitenstruktur verwischt. Die Anlage eines MBP erfordert folglich eine langfristige ernährungstherapeutische Betreuung und Einbindung in ein geeignetes Nachsorgekonzept (vgl. 4.5).

3.3 *Bestandsaufnahme*

Magenkapazität: Das Fassungsvermögen des Magens wird durch Anlage eines MBP auf etwa 15 bis 30 ml, also eine anfängliche Magenkapazität von zwei bis drei Esslöffel, reduziert (Weiner 2009). Der Magen wird sich jedoch sukzessiv wieder ausdehnen, so dass mit der Zeit größere Portionen verzehrt werden können. Marcason (2004) berichtet, dass sich eine anfängliche Magenkapazität von 30 bis 60 ml mit der Zeit auf 120 bis 150 ml ausdehnt. Praxiserfahrung bestätigt, dass Portionsgrößen nach Anlage eines MBP in den ersten Monaten i. d. R. unter 150 ml pro Mahlzeit liegen. Patientenangaben zu Portionsgrößen lassen langfristig jedoch auf eine deutlich größere Magendehnung bis auf 250 ml oder mehr schließen.
Die Vergrößerung des Magens ist in hohem Maße von der postoperativen Einhaltung der Ernährungs- und Verhaltensempfehlungen abhängig. Ein bis zwei Jahre nach der Operation sind bei Nichteinhaltung dieser Empfehlungen erfahrungsgemäß deutlich größere Mengen möglich. Dies birgt jedoch die Gefahr einer zu hohen Kalorienzufuhr und eines Wiederanstiegs des Gewichts.

Postoperative Kalorienaufnahme: Die Energieaufnahme von Patienten mit einem MBP ähnelt zunächst stark einer „very low calorie diet" von 500-800 kcal/Tag (Moizé et al. 2003). **Tabelle 2** zeigt die Untersuchungsergebnisse verschiedener Studien bezüglich der Kalorienaufnahme drei bis 36 Monate nach Anlage eines MBP. Ein Jahr nach der Operation konsumieren Patienten mit einem MBP etwa 1000 kcal/Tag (Bavaresco et al. 2010, Brolin et al. 1994, Moizé et al. 2003). Brolin et al. (1994) berichten drei Jahre postoperativ von einer Kalorienaufnahme ihrer Patienten von 1386 ± 578 kcal.

Tabelle 2: Postoperative Kalorienaufnahme.
Quelle: Bavaresco et al. 2010, Brolin et al. 1994, Moizé et al. 2003.

Monate	Moizé et al. (n = 93)	Brolin et al. (n = 108)	Bavaresco et al. (n = 48)
3	772 ± 323	-	-
6	866 ± 320	890 ± 407	-
12	1075 ± 378	1116 ± 426	1035 ± 345
18	-	1256 ± 504	-
24	-	1319 ± 919	-
36	-	1386 ± 578	-

Gewichtsreduktion und -wiederanstieg: Nach Anlage eines MBP findet der Großteil der Gewichtsreduktion im Verlauf des ersten Jahres statt, mit einem Maximum im ersten Monat (Sjöström et al. 2004, Trostler et al. 1995). 12 bis 18 Monate nach der Operation nehmen nur noch wenige Patienten geringere Mengen an Gewicht ab. 18 bis 24 Monate nach der Operation ist der Gewichtsverlust bei nahezu allen Patienten abgeschlossen und die Mehrzahl der Patienten hält ihr Gewicht oder nimmt erneut zu (Trostler et al. 1995). Die Stabilisierung der erreichten Gewichtsreduktion nach Anlage eines MBP steht in Zusammenhang mit der postoperativen Kalorienaufnahme. Wiederholte Gewichtsanstiege werden im Allgemeinen beobachtet, sofern die Kalorienaufnahme 1500 kcal bei Frauen bzw. 1800 kcal bei Männern übersteigt. Brolin et al. (2002) dokumentierten, dass Patienten, die die Aufnahme von hochkalorischen Flüssigkeiten sowie weichem Junkfood einschränkten, ihr Gewicht im Beobachtungszeitraum von mindestens drei Jahren ausnahmslos halten konnten. Freire et al. (2012) berichten von einem signifikanten Gewichtswiederanstieg bei insgesamt 56 ihrer 100 Patienten über einen Zeitraum von über fünf Jahren, wobei 29 mehr als 10 % ihres erreichten Minimalgewichts wieder zunahmen. Innerhalb der ersten zwei Jahre nach Anlage des MBP zeigten 14,7 % eine erneute Zunahme; zwei bis fünf Jahre postoperativ waren es 69,7 %; über fünf Jahre nach der OP 84,8 %. Sjöström et al. (2004) zeigten über einen Zeitraum von 10 Jahren ein Regain ihrer Patienten von 20 bis 25 % des abgenommenen Gewichts. Die kürzlich veröffentlichten 20-jährigen Ergebnisse der SOS-Langzeitstudie zeigen Gewichtswiederanstiege nach allen Operationsverfahren, wobei sich das Gewicht postoperativ nach acht bis zehn Jahren einzupendeln scheint. Die 15- und 20-Jahre-Ergebnisse unterstützen bei stark verkleinerten Teilnehmerzahlen von nur noch 37 bzw. 13 von 275 Patienten mit MBP ein langfristiges Halten des bis dahin erreichten Gewichtes (Sjöström 2012). Probandenverluste über den Untersu-

chungszeitraum könnten die tatsächliche Prävalenz jedoch deutlich unterschätzen (Heber et al. 2010). Signifikant höhere Gewichtsanstiege zeigen Patienten mit übermäßiger Kalorienzufuhr, zahlreichen Snacks, Süßigkeiten und fettreichen Lebensmittel (Freire et al. 2012).
Ein unerwünschter Nebeneffekt der Gewichtsreduktion ist Muskelschwund. Körperliche Aktivität fördert nach Anlage eines MBP auch in Hungerphasen nicht nur den Erhalt der Muskulatur, sondern unterstützt zusätzlich die Gewichtsreduktion und anschließende -stabilisierung (Weiner 2009). In einer Studie (n = 199) erreichten Patienten mit einem MBP, die postoperativ körperlich aktiv wurden, mit einer Abnahme von 52.5 ± 15.4 kg eine größere Gewichtsreduktion als Patienten, die inaktiv blieben (46.4 ± 12.8 kg). Jene, die bereits präoperativ körperlich aktiv waren, zeigten beim Gewichtsverlust vergleichbare Ergebnisse wie postoperativ aktive (Bond et al. 2009). Ein bewegungsarmer Lebensstil ist hingegen signifikant mit einem Gewichtswiederanstieg assoziiert. Ebenso zeigte sich dies bei Patienten, die nach Anlage eines MBP keine Ernährungsberatung besuchten (Freire et al. 2012).

Haarverlust: Haarverlust ist eine Folge des rapiden Gewichtsverlustes und tritt postoperativ häufig auf (Weiner 2009). Halverson (1986) berichtete in einer Studie vom temporären Auftreten bei 90 % der Patienten. Im Zuge einer Stabilisierung der Gewichtskurve ist dieser jedoch zumeist reversibel (Weiner 2009) und ein Nachwachsen setzt etwa zum Zeitpunkt der Gewichtsstabilisierung 12 bis 18 Monate nach der Operation wieder ein (Halverson 1986). Eine Supplementation von Vitamin B_{12} und Zink kann den Haarverlust mitunter verringern (Weiner 2009).

Ernährungsverhalten und -veränderungen: Für einen erfolgreichen Gewichtsverlust und die Prävention ernährungsbedingter Komplikationen sind eine Reihe von Veränderungen des Ernährungsverhaltens notwendig. Um eine adäquate Versorgung zu gewährleisten, ist eine ausgewogene Ernährung von besonderer Bedeutung. Der Bedarf an Protein, Vitaminen, Mineralstoffen und Spurenelementen kann aufgrund der sehr geringen Nahrungsmengen jedoch kaum mehr ausreichend gedeckt werden, so dass eine regelmäßige Substitution notwendig ist (vgl. 3.6.2). Für Patienten ist es oftmals schwierig die Portionsgrößen einzuschränken, besonders gründlich zu kauen und sich an eine langsame Nahrungsaufnahme zu gewöhnen (Kushner 2000). Diese Aspekte sind jedoch entscheidend, um zahlreiche ernährungsbedingte Komplikationen zu vermeiden (vgl. 3.4).
Brolin et al. (1994) berichteten, dass nahezu alle Patienten innerhalb von acht bis neun Monaten nach einem MBP wieder in der Lage waren kleine

Portionen fester Nahrung aller Art zu verzehren. Die Autoren zeigten des Weiteren, dass der Konsum von Süßigkeiten und hochkalorischen Getränken, gegenüber der präoperativen Aufnahme, während der ersten 24 Monate signifikant abnahm. Der Verzehr von Süßigkeiten stieg im Beobachtungszeitraum von 36 Monaten jedoch kontinuierlich. Auch der Verzehr von Milch- oder Eiscremeprodukten nahm im Vergleich zum präoperativen Konsum bei Patienten mit einem MBP signifikant ab, während er bei der Vergleichsgruppe von Patienten mit einer Gastroplastik allmählich anstieg. Viele Bypasspatienten schilderten Übelkeit, Erbrechen, Diarrhoe oder abdominale Schmerzen infolge des Verzehrs von Milchprodukten und insbesondere Eiscreme. Andere Patienten beschrieben, trotz Ausbleiben von gastrointestinalen Beschwerden, ihre Vorliebe für Eiscreme verloren zu haben (Brolin et al. 1994).
Schultes et al. (2010) stellten fest, dass Adipöse im Vergleich zu einer nicht-adipösen Kontrollgruppe einen deutlich erhöhten hedonischen Hunger zeigten, d. h. vermehrt schmackhafte Lebensmittel verzehrten, obwohl keine Energie benötigt wurde. Patienten mit einem MBP zeigten hingegen keinen verstärkten hedonischen Hunger, so dass die Autoren schlossen, dass die Operation den exzessiven Appetit auf schmackhafte Lebensmittel normalisiert.
Thomas und Marcus stellten in ihrer Studie fest, dass Patienten mit einem MBP in der von ihnen definierten „dietary adaptation phase“ (drei Monate bis eineinhalb Jahre nach der Operation) ein typisches Diätverhalten zeigten. Sie verzehrten häufiger Low-Fat-Produkte als High-Fat-Produkte, obwohl diese zu signifikant höheren Nahrungsmittelunverträglichkeiten führten (Thomas, Marcus 2008). Häufig wird eine Fettreduzierung in der Industrie durch Zucker und Zusatzstoffe ausgeglichen, so dass Low-Fat-Alternativen zu herkömmlichen Produkten kritisch betrachtet werden sollten. Eine zu große Aufmerksamkeit gegenüber Low-Fat-Produkten und eine Überbetonung des Fettgehaltes können somit von der tatsächlichen Kalorienaufnahme ablenken (Thomas, Marcus 2008).

Essstörungen: Der negative Einfluss präoperativer Essstörungen scheint, sowohl auf den postoperativen Verlauf des Gewichtes, als auch der Essstörung selbst, geringer zu sein, als bisher angenommen (De Zwaan, Mühlhans 2009). Präoperativ liegt die Prävalenz von Patienten mit einer Binge Eating Disorder (BED) etwa bei 15 bis 30 % (Herpertz, De Zwaan 2008). Postoperativ zeigen Patienten mit einer BED oft eine Verbesserung ihrer Essstörung. Folglich sollten also eher die Schwere und Art der Störung sowie psychische Komorbiditäten ausschlaggebend sein und eine leichtfertige Ablehnung bariatrischer Operationen bei Patienten aus psychischen

Gründen vermieden werden (De Zwaan, Mühlhans 2009). Vielmehr gilt es, bei Diagnose einer Essstörung oder auch anderer psychosomatischer Störungen, präoperativ eine Psychotherapie einzuleiten (Herpertz, De Zwaan 2008). „[…] while surgery is an excellent tool, eating behaviour must be taken into account" (Saunders 2004:102) und obwohl präoperativ bestehende Essverhaltensauffälligkeiten sowie problematische Einstellungen zu Essen, Gewicht und Figur postoperativ abzunehmen scheinen, können Essstörungen nach der Operation dennoch weiterhin von Bedeutung sein. Ein kleiner Teil der Patienten entwickelt nach der Operation erneut Essanfälle. Obwohl die Nahrungsmittelmengen i. d. R. natürlich geringer sind, bleibt dennoch das Gefühl des Kontrollverlustes (De Zwaan, Mühlhans 2009).

Oftmals wird es nicht reichen, die Folgen einer Essstörung – das massive Übergewicht – operativ zu entfernen. Die Entwicklung eines gestörten Essverhaltens – in Abgrenzung zu einer ungesunden Lebensmittelauswahl – hat eine Funktion, ist ein erlerntes Verhalten/eine Strategie, um Gefühle, Konflikte und schwierige Situation zu bewältigen. Ein Großteil bariatrischer Patienten wird postoperativ vielleicht nicht (mehr) die formalen Kriterien für eine spezifische Essstörung erfüllen, dennoch zeigt eine nicht unerhebliche Anzahl an Patienten ein problematisches Essverhalten und große Schwierigkeiten bezüglich der Einhaltung postoperativer Ernährungs- und Verhaltensempfehlungen (Sarver et al. 2011).

Eine deskriptive Befragung von 64 Patienten mit einem MBP, von welchen 60 % aufgrund ihres präoperativen Essverhaltens als „high-risk" eingestuft wurden, zeigte, dass viele Binge Eater postoperativ zum Grazing neigten. Der Begriff „Grazing" bezeichnet wiederholte Episoden des Konsums kleinerer Nahrungsmengen über einen längeren Zeitraum mit Empfinden eines Kontrollverlusts. Grazing ist ein besonders gefährliches Verhalten, welches postoperative Resultate beeinflusst und häufig bei Patienten auftritt, die bereits präoperativ ein gestörtes Essverhalten aufwiesen (Saunders 2004). Patienten die bereits vor der Operation ein Grazing zeigten, berichteten ein Zurückkehren der Symptomatik um den sechsten Monat, wobei sie 12 bis 18 Monate postoperativ die meisten Schwierigkeiten beschrieben. Nach Anlage eines MBP zeigten Patienten anfänglich wenig Interesse an Nahrung und waren bemüht die „richtigen Dinge" zu essen, worin sie durch den Gewichtsverlust bestärkt wurden. Bedingt durch eine stagnierende Gewichtsreduktion und die Möglichkeit mit der Zeit die Portionsmengen zu vergrößern, zeigte sich jedoch eine Tendenz Grenzen auszutesten. „Once the association between food and comfort is made, it is difficult to break" (Saunders 2004:102).

3.4 *Ernährungsbedingte Komplikationen*

Auf einen Blick

►► **Ernährungsbedingte Beschwerden**

- Übelkeit und Erbrechen
- Dumping-Syndrom
- Dehydration
- Diarrhoe
- Obstipation oder fester Stuhlgang
- Meteorismus
- Nahrungsmittelunverträglichkeiten

3.4.1 Übelkeit und Erbrechen

Aufgrund des sehr geringen Fassungsvermögens des Magenpouches bzw. des Vormagens stellen Übelkeit und Erbrechen bei allen bariatrischen Verfahren anfänglich eine mögliche Nebenwirkung dar (Weiner 2009). Patienten müssen sich zunächst an die veränderte Verdauungsleistung des Magens und den sehr viel kleineren Magenpouch gewöhnen (Fujioka 2005). Postprandiales Erbrechen wird von 1/3 bis 2/3 der Patienten beschrieben (Heber et al. 2010) und ist oftmals Folge einer Nichteinhaltung erforderlicher Verhaltensänderungen, wie beispielsweise ein langsamer Verzehr kleiner Portionen oder ein adäquates Kauen (Kushner 2000). Häufige Auslöser sind eine übermäßige Nahrungszufuhr, das Schlucken von zu großen Stücken oder der Versuch, „steckengebliebene" Lebensmittel aus dem oberen Verdauungstrakt zu entfernen (Fujioka 2005, Heber et al. 2010).

Darüber hinaus kann es in den ersten Monaten nach der OP – üblicherweise ohne das Auftreten von Übelkeit oder richtigem Erbrechen – zur Regurgitation kommen, d. h. unmittelbar nach der Nahrungsaufnahme zu einem Zurückdringen von Nahrungsbestandteilen in die Speiseröhre oder den Mundraum. Grund hierfür sind i. d. R. ebenfalls zu große Portionen, ungenügendes Kauen oder eine zu schnelle Nahrungsaufnahme (Heber et al. 2010).

Ein möglicher Grund für Übelkeit ist bei Patienten mit einem MBP zudem die untere Anastomose, da es im Bereich des Common Channels postoperativ zu größeren Ansammlungen an Magensäure kommt. Dieses ist medizinisch abzuklären und durch Medikamente zu behandeln. Generell ist bei Übelkeit und Erbrechen, nach der Entlassung aus dem Krankenhaus, immer eine Überlastung des Pouches durch zu große Nahrungsmengen zu erwägen und im intensiven Gespräch mit dem Patienten zu evaluieren (Weiner 2009). Unabdingbar sind hier eine umfassende Ernährungsanamnese und -beratung sowie eine mögliche Verhaltensmodifikation.

Obwohl Übelkeit und Erbrechen häufig auf ein falsches Essverhalten zurückzuführen sind, kann ein schweres Auftreten z. B. auch auf Stenosen (narbige Engstellen) hindeuten. Patienten mit zunehmenden Beschwerden sowie plötzlicher Intoleranz oder Unverträglichkeiten gegenüber fester wie auch flüssiger Nahrung, sollten sich einer Untersuchung auf chirurgische Komplikationen unterziehen (Parkes 2006). Bei anhaltendem Erbrechen sind zu dem eine Beobachtung des Thiaminspiegels sowie eine präventive Substitution von besonderer Bedeutung, um schwerwiegende neurologische Schäden zu verhindern (vgl. 3.5.2.5, 3.6.2.7).

3.4.2 Dumping-Syndrom

Zusätzlich zu individuellen Unterschieden in der Verträglichkeit verschiedener Texturen können Zucker und Süßigkeiten ein Dumping-Syndrom auslösen (Elliot 2003).
Unter einem Dumping-Syndrom werden verschiedene Symptome zusammengefasst, die beim plötzlichen Übergang des Nahrungsbreis in den Dünndarm auftreten (Elliot 2003). Aufgrund der fehlenden Speicherfunktion des kleinen Magenpouches verursachen Lebensmittel mit hoher Osmolarität (z. B. Speisen mit einem hohen Zuckergehalt), nachdem sie einen Großteil des Magens unverdaut umgehen, eine osmotische Überlastung beim Eintreten in den Dünndarm (Fujioka 2005). Dieser osmotische Überdruck bewirkt, dass Flüssigkeit aus dem Blut in den Darm abgegeben wird (Frühdumping). Folge ist ein Blutdruckabfall, selten bis zum Kollaps, mit Symptomen wie Kreislaufprobleme, Schweißausbrüche und Schwindel. Die Flüssigkeitszunahme im Darm kann wässrige Durchfälle verursachen. Schnell resorbierbare Kohlenhydrate bewirken einen Blutzuckeranstieg und die Insulinantwort ein bis drei Stunden nach der Nahrungsaufnahme Symptome einer Hypoglykämie (Spätdumping). Neben krampfartigen Schmerzen sind Übelkeit und Erbrechen charakteristische Symptome des Dumping-Syndroms (Elliot 2003).
Neuere Erkenntnisse deuten darauf hin, dass auch die Freisetzung bestimmter Darmpeptide als Folge der Umgehung des Magens ein Dumping verursachen könnte (Heber et al. 2010).
Auch ein Verzehr sehr fetthaltiger Produkte oder ein gemeinsamer Konsum von Nahrung und Flüssigkeit kann ein Dumping hervorrufen. Fujioka (2005) berichtet von vermehrtem Auftreten bei seinen Patienten infolge des Konsums von Eiscreme und Gebäck. Folglich ist das Dumping-Syndrom eine effektive physiologische Unterstützung bei der Entwöhnung vieler besonders kalorienreicher Nahrungsmittel (Parkes 2006) und eine nicht unerwünschte Komplikation, da es als negative Verstärkung wirkt, wenn konzentrierte Mengen an Zucker konsumiert werden. Aufgrund der

starken negativen Konsequenzen des Zuckerkonsums lernen Patienten rasch, diesen zu minimieren (Elliot 2003).
Die Sensibilität auf Zucker kann jedoch variieren. Während manche Patienten niemals ein Dumping erleben, auch nicht nach dem Verzehr eines Schokoriegels, Eiscreme oder Soft Drinks, sind andere besonders sensibel. Es kann ebenso vorkommen, dass ein Dumping bereits nach dem Verzehr von 2 g Zucker auftritt. Natürlicher Zucker in Obst, Gemüse oder Milchprodukten wird im Gegensatz zum Haushaltszucker im Allgemeinen hingegen gut vertragen. Patienten sollten jedoch angewiesen werden Säfte, zuckerhaltige Getränke und Limonaden sowie konzentrierte Süßigkeiten zu vermeiden. Zusätzlich ist im Umgang mit zuckerhaltigen (Gewürz-)Soßen, wie beispielsweise Ketchup, Honig-Senfsoße oder süß-sauren Soßen, Vorsicht geboten (Elliot 2003). Brolin et al. (1994) stellten fest, dass Patienten mit einem MBP ohne auftretende Beschwerden große Mengen süße, hochkalorische Flüssigkeiten trinken konnten, so dass die Autoren schlossen, dass Dumping-Symptome häufiger infolge des Verzehrs fester Süßigkeiten auftreten als nach dem Konsum süßer Flüssigkeiten.
Ein Dumping-Syndrom tritt gemäß der amerikanischen Leitlinien der AACE/TOS/ASMBS anfänglich bei bis zu 76 % der Patienten mit einem MBP auf (Mechanick et al. 2008). Mit der Zeit wird sich der Darm an Substanzen mit höherer Osmolarität gewöhnen, so dass ein Dumping Jahre nach der Operation seltener auftritt (Parkes 2006).

3.4.3 Dehydration

Das Auftreten einer Dehydration ist nach jeder Art von bariatrischen Operationen häufig und überwiegend auf eine verminderte Flüssigkeitsaufnahme zurückzuführen (Fujioka 2005). Viele Magenpouches fassen zu Beginn weniger als 50 ml, wodurch Patienten nicht in der Lage sind, große Mengen Flüssigkeit auf einmal zu konsumieren. Dies hat zur Folge, dass sie ihr Trinken über den Tag verteilen müssen, um eine Dehydration zu verhindern. Zusätzlich verlieren Patienten durch mögliches Erbrechen sowie Diarrhoe viel Flüssigkeit (Fujioka 2005).
Der Flüssigkeitsbedarf kann individuell variieren und ist im Allgemeinen nach dem Durstgefühl zu richten. Es gibt jedoch auch Patienten, die in den ersten Monaten nach der Bypassoperation keinen Durst empfinden und nur sehr geringe Mengen trinken (Parkes 2006). Zudem kann sich die Flüssigkeitsaufnahme in den ersten zwei Wochen nach der Operation aufgrund von Schwellungen als problematisch erweisen. Patienten sollten dennoch mindestens 1 l/Tag bzw. sobald es möglich ist etwa 2 l/Tag trinken (Elliot 2003). Ziel ist ein Minimum von 1,5 l entkoffeinierter Flüssigkeit (Parkes 2006).

Etwa eine halbe Stunde vor, während und eine halbe Stunde nach dem Essen sollte nichts getrunken werden. Dies kann Erbrechen oder Diarrhoe verursachen und durch ein schnelleres, postprandiales Hungergefühl nach dem Essen zum Grazing zwischen den Mahlzeiten führen (Elliot 2003). Um einer möglichen Dehydration vorzubeugen, ist es notwendig, ausreichend Flüssigkeit zuzuführen. Wenn eine Rehydration nötig ist, sind salzige Brühen oder Flüssigkeiten hilfreich. Viele Patienten tolerieren auch Sportlergetränke, die zu 50 % verdünnt werden sollten oder gelegentlich auch unverdünnt getrunken werden können (Fujioka 2005).

3.4.4 Diarrhoe

Eine Diarrhoe kann aufgrund der zunächst flüssig-breiigen Ernährung und der malabsorptiven Komponente der Operation auftreten. Die Stuhlregulation normalisiert sich jedoch mit zunehmender Adaption des Darms an die neue Physiologie (Weiner 2009).
Späteres Auftreten von Durchfällen ist häufig auf ein falsches Ernährungsverhalten wie z. B. einen zu großen Fettanteil der Nahrung zurückzuführen und durch eine Ernährungsmodifikation zu vermeiden. Auslöser kann jedoch auch ein relativer Laktasemangel infolge einer verkürzten intestinalen Transitzeit und Darmverkürzung sein, der nach Anlage eines MBP häufiger festgestellt wird. Eine laktosefreie Ernährung beseitigt die Symptome in diesem Falle rasch (Weiner 2009). Ist eine bakterielle Fehlbesiedlung Auslöser möglicher Beschwerden, können Probiotika hilfreich sein (Mechanick et al. 2008).

3.4.5 Obstipation

Anlässlich der anfänglich sehr geringen Nahrungsmengen können sich Frequenz und Menge des Stuhlgangs postoperativ verändern. Ein Stuhlgang in bis zu drei Tagen ist als normal anzusehen. Zunächst gilt es, auf eine ausreichende Flüssigkeitszufuhr, Bewegung und in Abhängigkeit von der Verträglichkeit langfristig auf eine ballaststoffreiche Ernährung zu achten. Eine Medikamenteneinnahme zur Stuhlregulation sollte aufgrund von Gewohnheitseffekten (Darmträgheit) nur in Absprache mit einem Arzt erfolgen (Weiner 2010).

3.4.6 Meteorismus

Bei allen bariatrischen Verfahren ist insbesondere in der ersten postoperativen Zeit ein gehäuftes Auftreten von Meteorismus möglich. Grund hierfür ist, dass die Funktion des Fundus, dem zum Kopf hin gelegenen Teil des Magens, als Luftblase entfällt und verschluckte Luft infolgedessen nicht mehr durch den Mund entweichen kann. Dies ist auch der Grund, weshalb kohlensäurehaltige Getränke gemieden werden sollten. Bedingt durch die malabsorptive Komponente des MBP kann es in Abhängigkeit vom Fettgehalt der Nahrung zu Fettstühlen und damit verbundenen Blähungen kommen. Eine Schulung zum Essverhalten und Verminderung des Fettgehaltes der Nahrung ist entscheidend für Therapie und Prophylaxe (Weiner 2009). In einer Erhebung von Moizé et al. (2003) wurde jedoch nur bei vier der 93 Patienten, zum Zeitpunkt der Ernährungsberatung im sechsten postoperativen Monat, eine Fettintoleranz festgestellt.

3.4.7 Weitere Nahrungsmittelunverträglichkeiten

Nahrungsmittelintoleranzen sind individuell und unterscheiden sich stark zwischen Patienten (Parkes 2006). Viele Patienten haben über einen langen Zeitraum, z. T. mehrere Jahre, Schwierigkeiten mit rotem Fleisch (Rind), trockenem oder zähem Geflügel- oder Schweinefleisch, Brot, Sellerie und/oder Kokosnuss. Andere tolerieren jede Art von Nahrungsmitteln. Lebensmittel, die trocken, klebrig, zäh oder besonders faserig sind, scheinen die größten Unverträglichkeiten hervorzurufen (Elliot 2003). Novais et al. (2010) untersuchten Lebensmittelaversionen von Patientinnen nach Anlage eines MBP über einen Zeitraum von zwei Jahren und stellten fest, dass die häufigsten Nahrungsmittelunverträglichkeiten (rotes) Fleisch, Reis und Hülsenfrüchte waren. Avinoah et al. (1992) ermittelten über einen Zeitraum von sechs bis acht Jahre nach Anlage eines MBP eine Fleischintoleranz und Meidung bei über der Hälfte der Patienten im gesamten Untersuchungszeitraum; alle Patienten verzehrten präoperativ Fleisch. Novais et al. (2010) zufolge, zeigten 65 von 141 Patienten sechs Monate nach Anlage eines MBP Aversionen gegenüber rotem Fleisch; ein Jahr nach der Operation waren es noch 45, zwei Jahre nach der Operation nur noch 23 Patienten – eine signifikante Reduktion, die vermutlich auf eine physiologische, wie kognitive Adaption im Laufe der Zeit zurückzuführen ist.
Infolge der chirurgischen Veränderungen, ist eine inadäquate Laktaseproduktion nicht auszuschließen, welche Diarrhoe oder eine vermehrte Gasproduktion verursachen kann (Elliot 2003). Eine Laktoseintoleranz tritt der Literatur zufolge nach allen Arten von bariatrischen Operationen häufig auf (Stocker 2003). Die beschriebene Unverträglichkeit laktosehaltiger Produkte sowie starke und dauerhafte Schwierigkeiten mit Fleisch, sind im Praxisalltag hingegen selten.
Eine Studie des New Yorker Obesity Research Center zeigte, dass der prozentuale Anteil von Nahrungsmittelintoleranzen vom dritten postoperativen Monat bis zum zwölften signifikant abnahm (Moizé et al. 2003).

3.5 *Nährstoffdefizite*

Je kürzer der für die Absorption verbliebene Dünndarmabschnitt, desto höher ist der Gewichtsverlust, aber auch das Risiko, dass früher oder später Mangelerscheinungen auftreten (Wolf 2007). Obwohl Patienten mit massiver Adipositas zumeist keineswegs mangelernährt erscheinen, weisen sie z. T. erhebliche Nährstoffdefizite auf. Eine Studie von Madan et al. (2006) kam zu dem Ergebnis, dass bei Patienten mit morbider Adipositas Vitamine und Spurenelemente bereits präoperativ häufig im niedrigen Sollbereich liegen. Flancbaum et al. (2006) zeigten bei einer großen Anzahl von Patienten mit Adipositas Grad III präoperativ bereits signifikante Defizite (vgl. **Tab. 3**). 44 % der untersuchten Patienten wiesen Eisendefizite auf; nach Geschlechtern differenziert waren 54,4 % Männer und 42 % Frauen betroffen. Während bei 40,7 % der männlichen Patienten Anämien auftraten und nur bei 19,1 % der Frauen, zeigten 9,9 % weiblicher Patienten niedrige Ferritinspiegel, gegenüber 0 % bei Männern. Bei 29 % der Probanden wurden präoperativ bereits signifikante Defizite an Thiamin und bei 68,1 % an Vitamin D festgestellt (Flancbaum et al. 2006). Eine kontrollierte Studie zeigte bei 41 adipösen Patienten, denen eine bariatrische Operation bevorstand, ein Vitamin D-Defizit bei 61 %, im Vergleich zu 12 % der nicht adipösen Kontrollgruppe (Goldner et al. 2008). Eiweiß- und Calcium-Unterversorgungen waren hingegen selten; ein Vitamin-B_{12}-Mangel wurde von Flancbaum et al. (2006) nicht beobachtet. Madan et al. (2006) fanden lediglich bei 5 % der Patienten eine Vitamin B_{12}-Mangelversorgung.

Tabelle 3: Präoperative Nährstoffdefizite in Prozent. Quelle: modifiziert nach Flancbaum et al. 2006, Madan et al. 2006.

Nährstoffe	Flancbaum et al. 2006 (n = 141-378)	Madan et al. 2006 (n = 55-69)
Eisen	43,9	14
Ferritin	8,4	6
Hämoglobin	22	-
B_1	29	-
Vit. D	68,1	40
Vit. B_{12}	0	5
Albumin	1,1	-
Calcium	3,2	-
Vit. A	-	7
Zink	-	28
Selen	-	58
Folsäure	-	2

Eine Einschätzung des Ernährungszustands, inklusive Serumvitamin- und Mineralstoffspiegel, sollte infolgedessen bereits vor der Operation durchgeführt werden, um die Entstehung ernährungsbedingter, postoperativer Komplikationen zu minimieren oder im Idealfall zu vermeiden (Alvarez-Leite 2004).

3.5.1 Makronährstoffe

Die beschriebene Literaturrecherche (vgl. 3.1) lieferte keine Studien bezüglich der Kohlenhydrat- oder Fettversorgung nach Anlage eines MBP. Von besonderer Bedeutung ist nach bariatrischen Operationen jedoch ein Proteinmangel.

Proteindefizite: Eiweißdefizite sind nach Anlage eines MBP möglich, jedoch vorwiegend auf eine mangelnde Aufnahme zurückzuführen und treten wesentlich häufiger nach malabsorptiven Verfahren wie der BPD auf (Bloomberg 2005).
Eine prospektive, randomisierte Studie von Brolin et al. (1992) verzeichnete im Durchführungszeitraum von durchschnittlich 43 Monaten keine Proteindefizite. Eine retrospektive Studie zeigte, dass sich durchschnittliche Serumalbuminspiegel zu allen Untersuchungszeitpunkten im oberen Normalbereich befanden. Das Auftreten von Hypoalbuminämien, welche ihr Maximum postoperativ nach ein bis zwei Jahren hatten, lag bei ≤ 3 % (Skroubis et al. 2002). Eine retrospektive Studie (n = 236) zeigte 18 Monate nach Anlage eines MBP hingegen ein Auftreten einer schweren Eiweiß-Kalorien-Unterversorgung bei 4,7 % der untersuchten Probanden (Faintuch et al. 2004). Eine randomisierte, retrospektive Studie von Brolin et al. (2002) stellte bei 13 % der Patienten (BMI ≥ 50) mit einem distalen MBP eine Hypoalbuminämie fest. Einige benötigten aufgrund einer schweren Protein-Unterversorgung eine parenterale Ernährung. Im Gegensatz dazu wurden bei Patienten mit kürzeren Roux-Schenkeln (< 150 cm) keine Proteindefizite festgestellt (Brolin et al. 2002).
Protein-defizitäre Mahlzeiten sind nach MBP jedoch häufig (Heber et al. 2010). Trotz genauer und regelmäßiger Empfehlung einer Proteinsupplementation berichteten Andreu et al. (2010), dass der Prozentsatz ihrer Patienten, die weniger als die mindestens empfohlenen 60 g Eiweiß am Tag zu sich nahmen, 4, 8 und 12 Monate postoperativ bei 45 % , 35 % und 37 % lag. Die Compliance bezüglich der Verwendung eines Proteinsupplements lag nach 4, 8 und 12 Monaten jedoch auch nur bei 63,4, 50,5 und 33,7 %.
Moizé et al. (2003) ermutigten Patienten durch Mahlzeitenbeispiele und Einkaufslisten ihre Proteinaufnahme zu erhöhen. Dennoch waren ihre Patienten, die keine Eiweißergänzungspräparate erhielten, nicht in der Lage ihre Proteinempfehlungen zu erfüllen. Die Empfehlungen von 1,5 g Eiweiß/kg Körpergewicht (KG) wurden im dritten postoperativen Monat nur zu 55 % ± 23, im sechsten Monat zu 61 % ± 22 und im zwölften Monat nach der Operation zu 73 % ± 38 gedeckt. Bis auf den dritten Monat waren Patienten hingegen in der Lage die reguläre Empfehlung von 0,8 g/kg KG zu erfüllen. Im zwölften Monat war die Proteinaufnahme von Patienten mit

Proteinintoleranzen signifikant niedriger als bei Patienten ohne Lebensmittelintoleranzen. Obwohl die Energie, wie auch Eiweißaufnahme, im ersten postoperativen Jahr signifikant zunahm, war die Proteinaufnahme im Hinblick auf die Zielempfehlungen von 1,5 g/kg KG ungenügend und stand nach zwölf Monaten in Beziehung mit Proteinintoleranzen (Moizé et al. 2003). In einer Studie, die die Aufnahme von Makronährstoffen 30 Monate nach der Operation untersuchte, stellten die Autoren hingegen eine adäquate Proteinaufnahme fest. Die Empfehlungen der Literatur von 0,8 g/kg KG bis 1,5 g/kg KG nach Anlage eines MBP wurden erfüllt oder übertroffen (Wardé-Kamar et al. 2004). Die Abweichung zu Moizé et al., die im ersten postoperativen Jahr eine inadäquate Proteinzufuhr feststellten, könnte durch die mit der Zeit wachsende Kalorienmenge bedingt sein (Wardé-Kamar et al. 2004). Auch Avinoah et al. (1992) konnten sechs bis acht Jahre nach der Operation keinen Proteinmangel feststellen.
Auch wenn Proteindefizite nach einem MBP selten auftreten, können sie, durch exogene Faktoren verschlechtert, schwerwiegend sein und die Morbidität wie auch Mortalität signifikant erhöhen. Eine frühzeitige Prävention sowie sorgfältige Nachsorge sind folglich essentiell (Poitou et al. 2007). Skroubis et al. (2002) berichteten, dass bei einem schweren Auftreten von Eiweißdefiziten eine parenterale Ernährung über etwa drei Wochen das akute Problem lösen konnte. Ernährungsberatung und eine erhöhte Eiweißzufuhr halfen einem erneuten Mangelzustand vorzubeugen.
Klinische Symptomatik: Die Auswirkungen eines Proteinmangels können bedeutende klinische Konsequenzen nach sich ziehen. Symptome reichen von einer Verschlechterung des generellen Gesundheitszustandes, über Muskelschwäche mit Verlust an Muskelmasse, Anomalien der Haut, Schleimhäute und Nägel bis hin zu Ödemen (Poitou et al. 2007). Die Auswirkungen eines Eiweißmangels zeigen sich auch in Haarverlust, Anämien und allgemeinem Kräfteverfall (Wolf 2006). Ein Proteindefizit kann während der katabolen Stoffwechselsituation nach Anlage eines MBP auch zu einem erhöhten Verlust fettfreier Körpermasse führen (Moizé et al. 2003).
Mögliche Ursachen: Neben dem kleinen Magenpouch und dem intestinalen Bypass, der die Proteinaufnahme und Absorption einschränkt, ist für eine verminderte Verdauung auch eine Abnahme der Enzymsekretion von z. B. Pepsinogen und Pankreasenzymen denkbar (Moizé et al. 2003, Poitou et al. 2007, Sundbom et al. 2003). Ein möglicher Grund hierfür könnte das Ausbleiben einer Stimulation aufgrund der Umgehung des größten Teils des Magens darstellen (Sundbom et al. 2003). Zusätzlich ist auch die Zeit des Kontaktes zwischen Verdauungsenzymen und Proteinnahrungsbrei sowie die intestinale Absorptionsfläche aufgrund der Umgehung des Duodenums vermindert (Poitou et al. 2007).

Darüber hinaus können Nahrungsmittelintoleranzen, ein Wandel in der Lebensmittelauswahl und Veränderungen in der Geschmackswahrnehmung zu einer inadäquaten Proteinaufnahme führen. Auch Aversionen gegenüber Fleisch, Schwierigkeiten mit dem Kauen oder Proteinintoleranzen können eine geringe Eiweißzufuhr bedingen (Poitou et al. 2007). Fleisch, insbesondere rotes, wird postoperativ schlecht vertragen und kann, wenn keine ausreichende Proteinversorgung über alternative Produkte wie z. B. Milch, Joghurt, Eier oder Fisch gewährleistet wird, zu einer Eiweißunterversorgung beitragen (Malinowski 2006). Die Proteinaufnahme ist demzufolge in einer Zeit vermindert, in welcher der Eiweißbedarf aufgrund der katabolen Stoffwechsellage infolge der Operation erhöht ist. Dies ist insbesondere in den ersten postoperativen Monaten der Fall (Moizé et al. 2003).

3.5.2 Mikronährstoffe

Vitamine, Mineralstoffe, Spurenelemente und Elektrolyte werden in verschiedenen Abschnitten des Dünndarms resorbiert (vgl. **Tab. 4**). Eine Umgehung dieser durch einen MBP sowie eine Reduktion der Absorptionsfähigkeit, kann zu Mikronährstoffdefiziten führen.

Tabelle 4: Nährstoffresorption im chirurgisch unveränderten Gastrointestinaltrakt.
Quelle: modifiziert nach Shikora, Kim, Tarnoff 2007:35.

Magen	Duodenum	Jejunum		Ileum
Wasser	Calcium	Thiamin	Calcium	Vit. C
Kupfer	Eisen	Riboflavin	Phospor	Folsäure
Iodid	Phosphor	Niacin	Magnesium	Vit. B_{12}
Fluorid	Magnesium	Pantothenat	Eisen	Vit. D, K
Molybdän	Kupfer	Biotin	Zink	Magnesium
Intrinsic-Faktor	Selen	Folat	Chrom	Gallensalze
	Thiamin	Vit. B6	Mangan	
	Riboflavin	Vit. C	Molybdän	
	Niacin	Vit. A, D, E, K	Aminosäuren	
	Biotin	Di-, Tripeptide		
	Folsäure			
	Vit. A, D, E, K			

Die häufigsten Defizite an Mikronährstoffen nach Anlage eines MBP scheinen Eisen, Vitamin B_{12} und Vitamin D zu sein. Ferner wurden auch Folsäure-, Vitamin A- und Calciumdefizite beobachtet und vereinzelt Thiamindefizite beschrieben.

Im folgenden Teil dieser Arbeit wird auf die wichtigsten in der Literatur geschilderten Mikronährstoffe nach Anlage eines MBP eingegangen.

Daten weisen darauf hin, dass die Prävalenz von Mikronährstoffdefiziten, mit Ausnahme der Folsäure, im Allgemeinen mit der Zeit steigt (Skroubis et al. 2002). Avinoah et al. (1992) hielten fest, dass Untersuchungen bezüglich des Ernährungszustandes postoperativ zumeist zu einem Zeitpunkt durchgeführt wurden, in welchem der Großteil der Patienten mehr als 60 % ihres Übergewichts verloren hatten. Vitamin- und Mineralstoffdefizite werden demzufolge häufig in Zeiten großen Gewichtsverlustes beobachtet und der massiven Abnahme sowie der geringen Nahrungsaufnahme zugeschrieben (Avinoah et al. 1992, Halverson 1986). Eine Untersuchung von Patienten sechs bis acht Jahre nach der Operation konnte jedoch keine Korrelation zwischen dem relativen Gewicht der Patienten und ihren Serumvitamin- und Eisenspiegeln feststellen. Dies weist darauf hin, dass Patienten nach Anlage eines MBP, trotz einer zunehmenden Kalorienaufnahme, ihre Vitamin- und Mineralstoffmalnutrition beibehalten (Avinoah et al. 1992). **Tabelle 5** gibt einen Überblick über Studien, in denen Nährstoffdefizite nach Anlage eines MBP untersucht wurden.

Tabelle 5: Prozentuale Anzahl von Magenbypasspatienten mit Nährstoffdefiziten.
Quelle: in Anlehnung an Shah et al. 2006 mit Verweis auf die Resultate von Aarts et al. 2012, Brolin et al. 2002, Halverson 1986, Marcuard et al. 1989, Skroubis et al. 2002, Toh et al. 2009.

Studie	Design	Roux-Technik	n	Dauer in Monaten	Nährstoffdefizite in %							
					Fe	B_{12}	Folat	Anämie	A	D	Ca	Alb
Aarts et al. 2012	Prospektive Studie	100-150 cm	377	12	33	40	14	25	-	-	-	-
Toh et al. 2009	Restrospektive Studie	k.A.	124	12	21	11	0	-	-	30	-	4
Brolin et al. 2002	Prospektive Studie	50-75 cm	80	≥ 24	52	37	-	41	-	-	-	-
		150 cm	102	≥ 24	45	33	-	35	-	-	-	-
		distal	39	≥ 24	49	8	-	74	10	51	10	13
Skroubis et al. 2002	Fallstudie	60-80 cm	55	24	29	36	0	47				0
			35	36	37	31	0	51	-	-	-	0
			18	48	39	33	0	44				0
Marcuard et al. 1989	Fallstudie	k.A.	429	22	-	36	-	-	-	-	-	-
Halverson 1986	Fallstudie	k.A.	74	36	49	64	38	35	10	-	-	0

Zu bemerken ist, dass es sich bei der Mehrzahl der Studien um unkontrollierte, nicht randomisierte Fallstudien handelt. Ernährungsdefizite wurden bei schwer Adipösen auch schon präoperativ beschrieben (vgl. 3.5). Anzumerken ist weitergehend, dass Patienten postoperativ z. T. bereits mindestens ein Multivitaminpräparat einnahmen und es sich bei einer großen Anzahl der Patienten um prämenopausale Frauen handelt, die generell zu niedrigen Eisenspiegeln neigen (Shah et al. 2006).

3.5.2.1 Vitamin B_{12}

Defizite: Studien zeigen, dass Defizite an Vitamin B_{12} (Cobalamin) bei Patienten mit einem MBP mit einer Rate von 8 bis 64 % häufig auftreten und die Prävalenz einer Vitamin B_{12}-Unterversorgung nach dem ersten Jahr i. d. R. steigt. Im Durchschnitt entwickelt etwa ein Drittel der Patienten Vitamin B_{12}-Defizite (vgl. **Tab. 5**).
Geringere Defizite im ersten postoperativen Jahr könnten auf die große Speicherkapazität von etwa 2000 µg, verglichen mit dem täglichen Bedarf von etwa drei µg, zurückzuführen sein (Poitou et al. 2007). Vitamin B_{12}-Speicher können zwei bis fünf Jahre reichen, so dass Defizite auch noch Jahre nach der Operation auftreten können (Aills et al. 2008, Malinowski 2006). Avinoah et al. stellten fest, dass der durchschnittliche Serum-Vitamin B_{12}-Spiegel in den ersten vier postoperativen Jahren signifikant abnahm, sich jedoch im sechsten bis achten Jahr verbesserte. Dennoch blieben die Werte signifikant niedriger als präoperativ (Avinoah et al. 1992). Im Zuge der Untersuchung verschiedener Roux-Schenkel-Längen stellten Brolin et al. (2002) überraschenderweise fest, dass der distale Bypass zu signifikant niedrigeren Vitamin B_{12}-Defiziten führte, als kürzere Roux-Schenkel-Längen.
Sofern der MBP nicht die erste bariatrische Operation ist, kann dies bereits einen präoperativen Mangel bedingen (Poitou et al. 2007).
Klinische Symptomatik: Ein Vitamin B_{12}-Defizit äußert sich u. a. als perniziöse Anämie mit z. T. irreversiblen neurologischen Schäden (Wolf 2006). Eine Vitamin B_{12}-Unterversorgung erhöht den Homocysteinspiegel und begünstigt damit die Entstehung einer Arteriosklerose (Biesalski, Grimm 2007).
Mögliche Ursachen: Nach einem MBP ist die Sekretion von Magensäure im neu geschaffenen Pouch gering, so dass die Spaltung von Vitamin B_{12} vom Protein erschwert wird (Kushner 2000, Smith et al. 1993). Beteiligt sein könnte auch eine verminderte Verfügbarkeit des Intrinsic-Faktors, welcher für die Absorption von Cobalamin benötigt wird. Marcuard et al. (1989) fanden heraus, dass bei 19 von 24 Patienten mit einem Vitamin B_{12}-Defizit, Intrinsic-Faktor bei 17 Probanden (90 %) abwesend war. Von den fünf Patienten ohne Vorliegen eines Vitamin B_{12}-Defizits wiesen zwei Patienten abnormale Mengen an Intrinsic-Faktor auf, so dass die Autoren schlossen, dass ein fehlender Intrinsic-Faktor für das Auftreten von Defiziten mitverantwortlich ist. Smith et al. (1993) berichteten in einer kontrollierten Studie bei Patienten nach Anlage eines MBP hingegen von einem normalen Schilling-Test, der darauf schließen lässt, dass Intrinsic-Faktor bei den Patienten fortbestand. Die Autoren zeigten des Weiteren eine normale Absorption freien Cobalamins. Die Absorption der lebensmittelge-

bundenen Vorstufe des Vitamin B_{12} war bei Patienten mit einem MBP, im Gegensatz zur Kontrollgruppe, jedoch deutlich geringer. Dies könnte infolge der Umgehung des Magens und Duodenums auf eine eingeschränkte Bindung zwischen Cobalamin und dem Intrinsic-Faktor zurückzuführen sein.
Die Vitamin B_{12}-Absorption ist nach Anlage eines MBP also signifikant beeinträchtigt. Zusätzlich werden gute Nahrungsquellen des Vitamins, wie Fleisch und Milchprodukte aufgrund von Nahrungsmittelintoleranzen in sehr limitierter Menge verzehrt (Elliot 2003).

3.5.2.2 Eisen

Defizite: Eisendefizite sind mit einem Auftreten bei 21 bis 52 % der Patienten die häufigsten Nährstoffdefizite nach Anlage eines MBP (vgl. **Tab. 5**). Das Risiko von Defiziten besteht über einen langen Zeitraum. Eisendefizite wurden postoperativ auch nach mehr als sieben Jahren noch beschrieben (Avinoah et al. 1992). Skroubis et al. (2002) untersuchten Patienten nach Anlage eines MBP über einen Zeitraum von fünf Jahren und zeigten steigende Serumeisen- sowie Ferritindefizite. Obwohl die Defizite im fünften Jahr wieder abnahmen, sollte bemerkt werden, dass die Stichprobe von anfänglich 79 Probanden nach fünf Jahren auf acht Patienten gesunken ist. Das Risiko, dass Frauen einen Eisenmangel entwickeln liegt deutlich über dem von Männern. Aarts et al. (2012) stellten zwölf Monate postoperativ bei 17 % ihrer 102 männlichen Probanden Eisendefizite fest, wohingegen 34 % von 275 Frauen einen Eisenmangel aufwiesen.
Klinische Symptomatik: Konsequenz eines Eisenmangels ist eine Anämie, die mit allgemeiner körperlicher Schwäche, Atemnot, Blässe, Tinitus und Haarverlust einhergeht. Anämien sind mit einem Auftreten von 25 bis 74 % sehr häufig (Aarts et al. 2012, Brolin et al. 1998a) und betreffen vor allem prämenopausale Frauen (Wolf 2006). Ruz et al. (2009) zeigten, in einem Zeitraum über 18 Monate, einen Anstieg von Anämien bei anfänglich 1,5 % der Patienten auf 38,8 %. Fast 60 % der Anämien wurden einem Eisenmangel zugeschrieben (Ruz et al. 2009).
Mögliche Ursachen: Eisendefizite sind vor allem auf eine reduzierte Eisenaufnahme infolge von Unverträglichkeiten und stark eingeschränkten Nahrungsmengen sowie auf eine Einschränkung der Absorptionsfläche infolge der Umgehung des Duodenums und proximalen Jejunums zurückzuführen (Ruz et al. 2009). In tierischen Produkten überwiegt das leichter absorbierbare, an Hämoglobin gebundene, Eisen. Nicht-Hämeisen wird im Darmlumen durch Reduktionsmittel wie beispielsweise Ascorbinsäure in die besser absorbierbare Form des zweiwertigen Eisens reduziert (Biesalski, Grimm 2007). Dieser Vorgang benötigt jedoch Salzsäure, so dass

auch eine geringe Produktion an Magensäure im Pouch das Auftreten von Eisendefiziten begünstigt (Kushner 2000).
Zusätzlich können postoperative Veränderungen der Ernährungsgewohnheiten und Lebensmittelpräferenzen die Entwicklung von Eisendefiziten unterstützen (Brolin et al. 1998b). Avinoah et al. (1992) beobachteten bei Patienten, die postoperativ weniger als einmal die Woche Fleisch aßen, ein signifikant höheres Auftreten von Eisen, Vitamin B_{12} und Folsäure-Defiziten.
Aufgrund der Umgehung des unteren Magens gestaltet sich die Absorption oral eingenommenen Eisens schwierig. Eine Möglichkeit ist die intravenöse Verabreichung von Eisen, welche ambulant durchgeführt und gut toleriert wird. Patienten mit anhaltenden Eisenverlusten sollten auf Blutverlust im Gastrointestinaltrakt untersucht werden (Fujioka 2005).

3.5.2.3 Calcium und Vitamin D

Defizite: Vitamin D- und Calciumunterversorgungen sind nach Anlage eines MBP häufig (Alvarez-Leite 2004, Bloomberg 2005, Elliot 2003, Malinowski 2006). Calciumdefizite sind besonders problematisch und in Serumanalysen nur bedingt nachzuweisen, da der menschliche Körper auch bei Mangelzuständen in der Lage ist, den Serumcalciumspiegel konstant zu halten. Um dies zu ermöglichen, wird im Rahmen einer Serum-Calcium-Regulation bei Unterversorgungen jedoch Calcium (Ca) aus den Knochen mobilisiert (Elliot 2003, Ludwig 2009).
Bei Vitamin D ist eine Unterversorgung bereits präoperativ häufig (vgl. 3.5). Toh et al. erkannten postoperativ bei 30 % ihrer Patienten Vitamin D-Defizite (Toh et al. 2009). Brolin et al. (2002) stellten bei 51 % ihrer Patienten eine Vitamin D-Unterversorgung fest; 10 % der Patienten mit einem distalen MBP wiesen Ca-Defizite sowie einen erhöhten Knochenumsatz auf.
Klinische Symptomatik: Vitamin D- und Ca-Defizite können einen sekundären Hyperparathyreoidismus, d.h. eine Überfunktion der Nebenschilddrüse in der Produktion des Parathormons (PTH), verursachen. Dieser ist auf eine andauernde Hypocalcämie und/oder Vitamin D-Defizite zurückzuführen und geht häufig einem Knochenschwund voran (Johnson et al. 2005). Eine langfristige Ca-Mobilisation aus dem Skelett kann mit der Zeit eine Erkrankung des Knochenstoffwechsels hervorrufen. Folgen können Osteoporose (Elliot 2003) und schwere Formen von Osteomalazie, einer Knochenerweichung und -verformung, sein (Wolf 2006). Hierbei sind besonders Frauen nach der Menopause gefährdet (Bielsalski, Grimm 2007).

Coates et al. (2004) untersuchten in einer kontrollierten Studie nur sechs bis neun Monate nach Anlage eines MBP den Knochenstoffwechsel mit dem Resultat eines signifikanten Anstiegs. Die Autoren verzeichneten eine Abnahme in der Knochendichte sowie kontinuierlich erhöhte Konzentrationen des PTH. Trotz Supplementation beobachteten sie eine abnehmende Plasma-Vitamin D-Konzentration. Eine Studie mit 226 Probanden mit einem MBP zeigte, dass der Knochenschwund im ersten postoperativen Jahr am höchsten ist. Bei einigen Patienten kam es nach dem ersten Jahr wieder zu einer Zunahme der Knochendichte. Trotz erhöhten PTH-Spiegeln und beobachtetem Knochenschwund blieben die Serum-Ca-Spiegel mit einer Ausnahme im gesamten Untersuchungszeitraum konstant (Johnson et al. 2005).

Mögliche Ursachen: Um mit der Nahrung aufgenommenes Ca im Dünndarm zu absorbieren ist Vitamin D nötig, welches zusammen mit dem PTH der Nebenschilddrüse das wichtigste Regulans des Ca-Stoffwechels darstellt (Wolf 2006).

Für die Ca-Homöostase ist der Serum-Ca-Spiegel entscheidend. Dieser liegt zwischen 2,2 und 2,6 mmol/l und bereits ein geringfügiger Abfall des freien Serum-Ca wird von Ca-sensitiven Oberflächenrezeptoren registriert und führt zu einer vermehrten Ausschüttung des PTH. Um den Serum-Ca-Spiegel zu erhöhen, bewirkt das freigesetzte PTH, unter Mithilfe von Vitamin D, eine Auslagerung von Ca aus den Knochen (Bielsalski, Grimm 2007).

Ca-Defizite sind nach Anlage eines MBP auf die Umgehung des Duodenums und proximalen Jejunums zurückzuführen, in welchen die größten Mengen Ca absorbiert werden. Weitergehend sind eine Intoleranz Ca-reicher Lebensmittel sowie eine zumeist damit verbundene reduzierte Aufnahme über die Nahrung entscheidend. Vitamin D ist fettlöslich, so dass die Absorption aufgrund einer milden Fettmalabsorption infolge des MBP und eines verkürzten Common Channels vermindert sein kann (Shah et al. 2006).

3.5.2.4 Folsäure

Defizite: Folsäuredefizite sind nach Anlage eines MBP weniger weit verbreitet. Halverson et al. (1986) berichteten von einem Auftreten von Folsäuredefiziten bei 38 % ihrer Patienten. Unter der Einnahme von Vitaminpräparaten konnten andere Autoren keine Defizite (Skroubis et al. 2002) bzw. ein Auftreten einer Unterversorgung bei nur 1 % von 558 Probanden feststellen (Mallory, Macgregor 1991).

Klinische Symptomatik: Mögliche Folgen einer Folsäureunterversorgung sind Diarrhoe, eine megaloblastäre Anämie, Müdigkeit, Depressionen, Irritabilität und Appetitverlust (Wolf 2006).
Brolin et al. zeigten jedoch, dass trotz niedriger Folsäurespiegel keine klinischen Symptome auftraten, die explizit einer Folsäureunterversorgung zugewiesen werden könnten. Die Autoren schlossen infolgedessen und aufgrund der Tatsache, dass Defizite durchgehend mit einem Vitaminpräparat korrigiert werden konnten, dass Folsäuredefizite nach einer Magenbypassoperation im Regelfall nicht klinisch relevant sind (Brolin et al. 1998a). Eine ausreichende Versorgung vor und während der Schwangerschaft ist, wie bei Nichtoperierten, zur Prävention eines Neuralrohrdefekts bei Neugeborenen jedoch von besonderer Bedeutung (Xanthakos, Inge 2006).
Mögliche Ursachen: Folsäuredefizite können vor allem infolge einer inadäquaten Versorgung mit folsäurereichen Lebensmitteln entstehen (Elliot 2003), wie z. B. Blattgemüse und Vollkornprodukten (DGE et al. 2008). Hinzu kommt, dass die mit der Nahrung aufgenommene Folsäure nach Anlage eines MBP das Duodenum umgeht, welches den Hauptresorptionsort des Vitamins darstellt, obwohl es in allen Teilen des Dünndarms aufgenommen werden kann (Elliot 2003).

3.5.2.5 Weitere Mikronährstoffe

In einer randomisierten, kontrollierten Studie wurde der Vitaminstatus von 32 Patienten mit einem MBP untersucht. Es zeigte sich keine signifikante Veränderung von Vitamin B_2 (Riboflavin) im Zeitraum von zwei Monaten vor der Operation bis zwölf Monate postoperativ. Vitamin B_6- (Pyridoxin) und Vitamin C- Konzentrationen stiegen nach Anlage eines MBP sogar an (Aasheim et al. 2009). Alle drei Vitamine scheinen nach einer Bypassoperation nicht von besonderer Bedeutung zu sein.

Vitamin A

In einer randomisierten, kontrollierten Studie nahm die Vitamin A-Konzentration im Beobachtungszeitraum von einem Jahr postoperativ ab. Ab dem zweiten Monat nach der Operation stieg die Konzentration jedoch wieder, wenn sie im Beobachtungszeitraum auch noch unter den präoperativen Werten verblieb (Aasheim et al. 2009). Halverson (1986) zeigte ein Auftreten von Vitamin A-Defiziten in 10 % der Patienten, Brolin et al. (2002) konnten trotz prophylaktischer Substitution bei Patienten mit einem distalen MBP bei 10 % der Probanden Defizite feststellen. Einer retrospektiven Studie zufolge (n = 69) wiesen 35 % der Patienten sechs Wochen

nach Anlage eines MBP Vitamin A-Defizite auf; ein Jahr nach der Operation waren es noch immer 18 % (Zalesin et al. 2010).
Klinische Symptome sind eine stark gesteigerte Infektanfälligkeit sowie Veränderungen von Haut und Schleimhäuten, Nachtblindheit, Trübung und Nekrosen der Hornhaut bis hin zur Erblindung (Wolf 2006).

Vitamin B_1 (Thiamin)

Vitamin B_1 wird im proximalen Dünndarm resorbiert. Eine Kombination von einer geringen Zufuhr, insbesondere häufigem Erbrechen und Malabsorption kann Defizite begünstigen (Bloomberg et al. 2005, Wolf 2006). Obwohl eine randomisierte, kontrollierte Studie eine sukzessive Abnahme der Thiamin-Konzentration zeigte (Aasheim et al. 2009), treten Defizite nur sehr selten auf. Chang et al. (2004) fanden in einer Untersuchung der American Society for Bariatric Surgery Defizite lediglich bei 29 von 168.010 Patienten - also bei 0,0002 %.
Dennoch sind die Konsequenzen eines Mangels schwerwiegend. Thiamin-Unterversorgungen sind unter dem Namen „Beriberi“ bekannt. Klinische Symptome sind brennende Füße und Muskelkrämpfe in den Beinen, Unsicherheit und Schmerzen beim Gehen sowie Taubheitsgefühl und Paralyse. Auch anhaltende Müdigkeit und Diarrhoe können auf einen Vitamin B_1-Mangel hindeuten. Bleibt Beriberi unentdeckt, so entwickeln sich Veränderungen des Zentralnervensystems, bis hin zu einer Ausbildung des Wernicke-Korsakoff-Syndroms, einer degenerativen Veränderung des Gehirns. Diese kann u. a. mit Desorientierung, Gedächtnisverlust und Konzentrationsschwäche einhergehen und eine Hypertrophie, Tachykardie und sogar Herzversagen bewirken (Wolf 2006).
Koffman et al. (2006) analysierten bei 94 Patienten aus 50 Fallberichten das Auftreten neurologischer Komplikationen nach bariatrischen Operationen. Mit einem Auftreten bei 40 Patienten war die am häufigsten berichtete neurologische Komplikation eine Polyneuropathie. Bei 27 Fällen wurde eine Wernicke Enzephalopathie berichtet. 18 von 40 Fällen der Polyneuropathie wurden einem Thiamin-Defizit zugeschrieben.

Zink

Die Zinkversorgung wird in Routineuntersuchungen nur selten ermittelt (Xanthakos, Inge 2006). Madan et al (2006) beobachteten bei 28 % ihrer Patienten (n = 69) vor Anlage eines MBP suboptimale Zinkspiegel; ein Jahr nach der Operation waren es 36 % (n = 33). Neben Eisen- und Proteindefiziten, postoperativem Stress und signifikantem Gewichtsverlust werden Zinkdefizite für den postoperativ häufigen Haarverlust verantwortlich gemacht (Poitou 2007). Ebenso können Hautveränderungen, eine gestörte Wundheilung und erhöhte Infektanfälligkeit sowie Störungen des Geschmacks- und Geruchssinnes bis hin zu psychischen Störungen die Folge eines Zinkdefizits sein (Wolf 2006).

3.5.3 Diskussion

Nach Anlage eines MBP scheinen Eisen, Vitamin B_{12} und Vitamin D die häufigsten Nährstoffdefizite zu sein. Des Weiteren wurden auch Folsäure-, Vitamin A-, Calcium- und Proteindefizite beobachtet und vereinzelt Thiamindefizite beschrieben.

Anzumerken ist, dass untersuchte Nährstoffdefizite vorwiegend aus unkontrollierten, nicht randomisierten Fallstudien stammen. Die Ergebnisse der Auftrittshäufigkeit variieren z. T. deutlich. Studien zu Vitamin B_{12} zeigen beispielsweise ein Auftreten von Defiziten bei 8 bis 64 % der Patienten (Brolin et al. 2002, Halverson 1986). Bei Eisen beträgt die Schwankungsbreite noch 21 bis 52 % (Brolin et al. 2002, Toh et al. 2009). In Bezug auf Eisen ist festzuhalten, dass es sich bei einer großen Anzahl der Patienten um prämenopausale Frauen handelt, die generell zu niedrigen Eisenspiegeln neigen (Shah et al. 2006). Außerdem muss beachtet werden, dass Nährstoffmängel bei schwer Adipösen bereits präoperativ beschrieben wurden (vgl. 3.5). Diese sind demzufolge nicht ausschließlich auf bariatrische Operationen zurückzuführen, können sie jedoch erheblich verstärken.

Eine Schwierigkeit beim Vergleich verschiedener Studien hinsichtlich auftretender Nährstoffdefizite liegt in der unterschiedlichen Nährstoffsupplementation der Patienten. Postoperativ wird grundsätzlich ein Multivitaminpräparat empfohlen. Oftmals werden mittlerweile außerdem ergänzende Calcium- und Vitamin D- oder Eisenpräparate eingenommen. Darüber hinaus erhalten Patienten bei niedrigen Serumspiegeln oder spätestens bei auftretenden Defiziten zusätzliche Ergänzungspräparate nach individuellem Bedarf.

Folsäuredefizite scheinen, mit Ausnahme von Schwangeren oder Patientinnen mit Kinderwunsch, nach MBP im Regelfall nicht klinisch relevant zu sein (Brolin et al. 1998a). Auch bei Vitamin B_{12} konnten Defiziten keine Symptome zugeordnet werden (Brolin et al. 1998a, Skroubis et al. 2002). Demnach zeigen verschiedene Untersuchungen zwar abnormale Nährstoff-Serumspiegel, jedoch müssen daraus nicht zwangsläufig akute klinische Symptome oder Erkrankungen hervorgehen. Da Nährstoffdefizite dennoch zu bedeutenden klinischen Konsequenzen bis hin zu irreversiblen Schäden führen können, ist eine Überwachung und präventive Supplementation von einem Multivitaminpräparat, Calcium und Vitamin D, Eisen, Vitamin B_{12} und ggf. Protein dringend anzuraten.

Zukünftig sind weitere kontrollierte, randomisierte Studien erforderlich, um die klinische Bedeutung von Nährstoffdefiziten untersuchen und einheitliche Empfehlungen für eine adäquate postoperative Supplementation gewährleisten zu können.

3.6 *Supplementation*

3.6.1 Bedeutung der Supplementation

Je ausgeprägter die chirurgischen Veränderungen der natürlichen Nahrungspassage sind, umso größer ist bei inadäquater Substitution die Gefahr einen Mangel an Eiweiß, Vitaminen, Mineralstoffen und Spurenelementen zu entwickeln (Wolf 2006). Deshalb ist es von besonderer Bedeutung, jedem Patienten die Wichtigkeit einer regelmäßigen postoperativen Substitution bereits vor der Operation zu verdeutlichen (Wolf 2007). Die Ernährung von Patienten mit Adipositas Grad III ist häufig ballaststoff- und eiweißarm, aber reich an gesättigten Fetten und zuckerhaltigen Nahrungsmitteln. Im Idealfall sollte eine bereits bestehende Malnutrition präoperativ behoben werden, indem Patienten vier bis sechs Wochen vor der Operation 100 % der empfohlenen Menge an Eiweiß und Mikronährstoffen zuführen (Wolf 2006).

Aufgrund des hohen Risikos nach Anlage eines MBP Mikronährstoffdefizite und infolgedessen z. B. eine Anämie oder Osteoporose zu entwickeln, ist eine Langzeitergänzung mit Vitamin- und Mineralstoffpräparaten dringend anzuraten. Studien zeigen, dass Patienten die postoperativ Vitamin- und Mineralstoffpräparate einnahmen, signifikant höhere durchschnittliche Werte an Vitamin B_{12}, Folsäure und Eisen aufwiesen als solche, die keine Ergänzungspräparate verwendeten (Avinoah 1992).

Kosten und Compliance

Die Compliance von Patienten bariatrischer Operationen bei der langfristigen Einnahme von Nahrungsergänzungsmitteln ist häufig gering.

Trotz allgemeiner Empfehlung einer Proteinsupplementation, berichteten Andreu et al. (2010), dass lediglich 63,4 % ihrer 101 Probanden[4] vier Monate postoperativ Eiweißsupplemente verwendeten. Acht und zwölf Monate nach der Operation waren es nur noch 50,5 % bzw. 33,7 %. Brolin et al. (1998a) stellten fest, dass von 345 Patienten nur 33 % ihre Multivitaminpräparate mindestens 5x/Wo. einnahmen; 7,7 % substituierten hingegen keine Supplemente. Andere Autoren berichteten, dass 77 % der Patienten täglich eine Multivitamintablette einnahmen (Wardé-Kamar et al. 2004).

[4] 66,3 % MBP, 33,7 % Schlauchmagen, kein Unterscheid im Vergleich beider Verfahren.

Gasteyger et al. (2008) zeigten in einer retrospektiven Studie jedoch, dass ein standardisiertes Multivitaminpräparat zur Prävention von häufig auftretenden Nährstoffdefiziten allein nicht ausreicht. Fast 60 % der untersuchten Patienten benötigten sechs Monate nach der Operation ein oder mehrere zusätzliche Ergänzungspräparate; zwei Jahre nach Anlage eines MBP waren es 98 %. 59,8 % der Patienten benötigten mindestens drei Supplemente, 37,2 % erhielten im Untersuchungszeitraum vier oder mehr. Nach zwei Jahren war Vitamin B_{12} mit 80 % das am häufigsten zusätzlich verordnete Supplement, gefolgt von Eisen, Calcium und Vitamin D mit jeweils 60 % und Folsäure mit 45 %.
Die Empfehlung mehrerer Supplemente ist im Hinblick auf eine schlechte Compliance bezüglich der Einnahme jedoch ebenfalls problematisch. Für Patienten mit einem Magenbypass ist es notwendig, neben einem Multivitaminpräparat täglich Calcium und Vitamin D sowie ggf. Eisen zu substituieren. In Tablettenform eingenommen handelt es sich zumeist um 1-2 Multivitamintabletten. Hinzukommen mindestens 2-3 Calciumtabletten, z. T. eine separates Vitamin D-Präparat von einer weiteren Pille sowie häufig Eisentropfen oder eine weitere Filmtablette.

Oftmals erfordert eine adäquate Nährstoffsupplementation, neben der Verwendung eines Proteinshakes und regelmäßigen Vitamin B_{12}-Injektionen, eine über den Tag verteilte Einnahme von 3 bis ≥ 7 weiteren Tabletten – eine nicht zu unterschätzende organisatorische Herausforderung für Patienten.

Gasteyger et al. (2008) machen darauf aufmerksam, dass höhere Konzentrationen an Vitamin B_{12}, Calcium, Vitamin D und Folsäure in einer „Multipille“ zukünftig hilfreich sein könnten.
Eine weitere Barriere für eine adäquate Compliance könnte der Kostenfaktor sein (Gasteyger et al. 2008).

Nahrungsergänzungspräparate sind präventive Maßnahmen, die von gesetzlichen Krankenkassen nicht erstattet werden. Eine Kostenübernahme von Supplementen erfolgt erst bei Nachweis eines Defizits. Dies gilt ebenfalls für die Bestimmung einzelner Laborparameter.

Der Erwerb von Nahrungsergänzungsmitteln stellt monatlich folglich eine nicht unbedeutende finanzielle Summe dar (Poitou 2007). Nicht vernachlässigt werden sollte an dieser Stelle jedoch die Tatsache, dass Patienten nach Anlage eines MBP aufgrund sehr geringer Nahrungsmengen einen erheblichen Teil üblicher Lebensmittelkosten einsparen. Ein entscheiden-

der Punkt ist es also, Patienten präoperativ umfassend zu informieren. Die Praxis zeigt immer wieder, dass Patienten die Wichtigkeit einer regelmäßigen Substitution zum Zeitpunkt der ersten postoperativen Ernährungsberatung z. T. erheblich unterschätzen oder sich der Notwendigkeit einzelner erforderlicher Supplemente nicht bewusst sind.
Doch auch Patienten, die ihre Nährstoffsupplemente zunächst regelmäßig einnehmen, setzen die Supplementation nicht zwangsläufig fort.
In der Praxis zeigt sich, dass Patienten ihre Präparate wechseln und z. B. das neue Calciumpräparat kein Vitamin D mehr enthält oder die Dosis nicht ausreichend ist. Hinzu kommt, dass aufgebrauchte Packungen z. T. (noch) nicht ersetzt wurden. Insbesondere der Eiweißshake wird aus geschmacklichen Gründen im Laufe der Zeit häufiger abgesetzt oder durch ein anderes Produkt ersetzt. Die Qualität von Proteinshakes ist für Patienten jedoch schwer einzuschätzen und es kommt vor, dass der neue Proteinshake statt 88 % Eiweiß und 2 % Zucker, nur noch 34 % Eiweiß, aber 45 % Zucker enthält.

Angesichts der beschriebenen geringen Compliance von Patienten bariatrischer Operationen mit Nahrungsergänzungsmitteln, ist es sehr wichtig, in jedem Beratungstermin die Einnahme aller notwendigen Supplemente zu erfragen und ggf. erneut auf deren besondere Bedeutung hinzuweisen. Neben dem Produktnamen ist es entscheidend, sich auch immer wieder die eingenommene Dosis beschreiben und sich neue Supplemente mitbringen zu lassen, um diese gemeinsam beurteilen zu können.

3.6.2 Empfohlene Substitution ausgewählter Nährstoffe

Empfehlungen von Ärzten und Krankenhäusern für die Einnahme und Dosierung von Nährstoffergänzungspräparaten variieren, mittlerweile werden jedoch mindestens ein Multivitaminpräparat und üblicherweise eine Calcium- und Vitamin D-Supplementation empfohlen. Manche raten routinemäßig zu zusätzlichen prophylaktischen Präparaten, andere verschreiben weitere Supplemente lediglich wenn diagnostizierte Defizite vorliegen oder in besonderen Fällen wie z. B. einer Schwangerschaft.
Die Chirurgische Arbeitsgemeinschaft für Adipositastherapie empfiehlt in der aktuellen S3-Leitlinie eine routinemäßige Supplementation von Vitaminen und Mineralstoffen – ohne genauere Dosierungsangaben. Sie unterstreicht jedoch die Notwendigkeit regelmäßiger Laboruntersuchungen, um eventuelle Mangelerscheinungen frühzeitig erkennen zu können (CA-ADIP 2010). Um den vielfältigen möglichen Nährstoffdefiziten vorzubeugen, sollte amerikanischen Leitlinien zufolge nach der

Operation täglich generell ein Multivitaminpräparat mit Mineralstoffen (inkl. Thiamin) eingenommen werden sowie eine Ergänzung von Eiweiß, Calcium mit Vitamin D, Vitamin B_{12} und Eisen stattfinden (Aills et al. 2008, Heber et al. 2010, Mechanick et al. 2008). Aufgrund einer hohen Prävalenz präoperativer Mikronährstoffdefizite bei Patienten mit Adipositas ist der Beginn einer Vitaminsupplementation schon vor Anlage eines MBP zu erwägen (Aills et al. 2008, Wolf 2006). Postoperativ empfiehlt es sich, die Calcium-, Vitamin D- und Multivitaminsupplementation am dritten Tag nach Anlage des MBP zu beginnen (Mechanick et al. 2008).

Infolge einer verkürzten Verdauungszeit besteht die Gefahr, dass magensaftresistente Vitamin- und Mineralstoffpräparate oder solche, die sehr langsam aufgenommen werden, postoperativ größtenteils ohne Absorption in den Dickdarm gelangen. Solche Ergänzungsmittel sind nach Anlage eines MBP kontraindiziert und flüssige, auflösbare oder kaubare Darreichungsformen zu bevorzugen.

Als Daumenregel sollten sich Ergänzungspräparate oder Medikamente in Pillenform in einem Wasserglas mit 37°C leicht innerhalb von 30 Minuten auflösen (Xanthakos, Inge 2006). Aufgrund von höheren Dosierungen können auch Supplemente für Schwangere verwendet werden, da diese häufig mehr Eisen und Folsäure enthalten (Kushner 2000). Bei Brausetabletten muss die Kohlensäure herausgerührt werden.
Laut der amerikanischen Leitlinie der AACE/TOS/ASMBS können etwa zwei Monate postoperativ auch wieder Tabletten mit einem Durchmesser von < 11mm eingenommen werden (Mechanick et al. 2008).

Tabelle 6 zeigt einen Überblick über die aktuellen Empfehlungen zur Substitution ausgewählter Nährstoffe. Im Folgenden angegebene Dosierungsvorschläge sind für eine präventive, ggf. lebenslange Supplementation bestimmt und dienen, sofern nicht anders aufgeführt, keiner Behandlung auftretender Defizite. Trotz großer Sorgfalt bei der Überprüfung der Angaben zum Zeitpunkt der Fertigstellung des Werkes, ist vor Einnahme oder Empfehlung eines Präparates eine sorgfältige Prüfung der Beipackzettel und/oder Konsultation eines Spezialisten unerlässlich.

Tabelle 6: Supplementationsschema nach Anlage eines Magenbypasses.
Quelle: vgl. 3.6.2.1 bis 3.6.2.7.

	D-A-CH-Referenzwerte	Empfohlene Substitution nach Anlage eines Magenbypasses
Multivitamin-präparat		200 % Recommended Daily Allowances
Protein	0,8 g/kg KG 1,5 g/kg KG bei Diät	min. 60 g bis 120 g/Tag; 0,8 bis 1,5 g/kg KG
Vitamin B_{12}	3,0 µg/Tag	1000 µg alle 1 bis 3 Monate intramuskulär; 350 µg/T. oral; 25.000 IU 2x/Wo. sublingual
Calcium	1000 mg/T.	1200 bis 1500 mg/T. postmenopausale Frauen: 2000 mg/T.
Vitamin D	5 µg/T. bis zum 65. Lebensjahr, dann 10 µg /T.	min. 10 bis 50 µg/T. (400 bis 2000 IU/T.)
Eisen	Frauen: 15 mg/T.; Männer/postmenopausale Frauen: 10 mg/T.	30 bis 100 mg/T.; Frauen: 30 mg/T.; Männer u. postmenopausale Frauen: 15 mg/T.
Vitamin A	Frauen: 0,8 mg/T.; Männer: 1,0 mg/T.	1 mg/T.
Folsäure	400 µg/T.	400 bis 1000 µg/T.
Vitamin B_1	1,1 bis 1,3 mg/T.	2,2 bis 2,6 mg/T.

3.6.2.1 Protein

Eine ausreichende Eiweißversorgung ist aufgrund der katabolen Stoffwechsellage und der anfänglich sehr geringen Nahrungsmengen insbesondere innerhalb des ersten Jahres nach der Operation von besonderer Bedeutung. Die DGE-Empfehlung für die Proteinzufuhr gesunder Erwachsener beträgt 0,8 g/Tag pro kg Idealkörpergewicht (KG); für Menschen während einer restriktiven Diät und Patienten nach Anlage eines MBP werden bis zu 1,5 g/Tag pro kg KG empfohlen.

Moizé et al. (2003) zeigten, dass Patienten in den ersten drei Monaten nach Anlage eines MBP, ohne unterstützende Supplementation, nicht in der Lage waren, ihre minimale Proteinempfehlungen von mindestens 0,8 g/kg KG zu decken. Innerhalb des ersten Jahres lagen Patienten noch immer unter einer täglichen Eiweißaufnahme von 1,5 g/kg KG. Bei einer täglichen Energiezufuhr von < 800 kcal war ein größerer Gewichtsverlust zu verzeichnen, Patienten wiesen jedoch auch eine noch niedrigere Eiweißaufnahme auf. Hier könnte eine Erhöhung der Proteinempfehlung auf 1,5 g/kg KG einem Verlust an fettfreier Körpermasse/Muskulatur vorbeugen.

Andreu et al. (2010) berichteten, dass 45, 35 und 37 % Prozent ihrer Patienten, trotz empfohlener Proteinsupplementation, vier, acht und zwölf Monate postoperativ nicht in der Lage waren, 60 g Eiweiß am Tag zu erreichen.

Die tägliche Proteinzufuhr sollte 60 g jedoch nicht unterschreiten (Stocker 2003, Wolf 2006). Um anfänglich eine ausreichende Versorgung zu gewährleisten, empfiehlt sich folglich dringend die regelmäßige Einnahme von Proteinergänzungspräparaten. Neben einer eiweißbetonten Ernährung, kann eine Supplementation in Form von Eiweißshakes oder -pulver erfolgen (Wolf 2006). Viele kommerzielle Proteinsupplemente sind als gemischte Kost und nicht als langfristige Quelle möglichst reinen Eiweißes gedacht (Aills et al. 2008) und enthalten demnach Zucker und nicht unerhebliche Kalorienmengen. Mittlerweile sind jedoch auch zahlreiche proteinreiche, aber kohlenhydratarme Präparate erhältlich. Trotz einer der Empfehlung entsprechenden täglichen Eiweißaufnahme kann es bei Defiziten bestimmter Aminosäuren zum Verlust fettfreier Körpermasse kommen. Aus diesem Grund ist es von besonderer Bedeutung, dass die Ernährungsfachkraft die Inhaltsstoffe und Mengen essentieller Aminosäuren des vom Patienten gewählten Proteinsupplements überprüft. Die qualitativ hochwertigsten Eiweißsupplemente sind aus Molkeprotein, welche große Mengen verzweigtkettiger Aminosäuren enthalten und eine besonders hohe biologische Wertigkeit aufweisen. Der Laktosegehalt in Molkekonzentraten kann sehr unterschiedlich sein. Für Patienten mit einer Laktoseintoleranz sind laktosefreie Proteinisolate aus Molke erhältlich (Aills et al. 2008). Für Milcheiweißallergiker ist es möglich, Präparate auf Sojabasis zu erhalten; Sojaallergiker mit Milcheiweißallergie müssen z. B. auf Erbsen- oder Eiproteine zurückgreifen.
In der Praxis wird das Eiweißpulver häufig mit Milch zu einem Shake verarbeitet. Mit einem Proteinshake aus etwa 30 g in Milch gelöstem Pulver lässt sich i. d. R. etwa die Hälfte der täglich mindestens notwendigen 60 g Eiweiß decken sowie – je nach Präparat – ein bedeutender Anteil essentieller Aminosäuren. Andreu et al. (2010) stellten fest, dass die Menge Eiweiß, die ihre Probanden am Tag über Supplemente aufnahmen, zwischen 2,5 und 40 g variierte.

In **Tabelle 7** werden ausgewählte Inhaltsstoffe verschiedener Proteinshakes, die in der Praxis besonders häufig von Patienten verwendet oder angefragt werden, verglichen. Neben dem Eiweiß-, Zucker-, Fett- und Gesamtkaloriengehalt, ist das Aminosäurenprofil von besonderer Bedeutung. Aufgezeigt werden Estimated Average Requirement (EAR) für Patienten nach bariatrischen Operationen sowie die Deckung des postoperativen EAR an Aminosäuren in Prozent pro 30 g Pulver – der üblicherweise in einem Eiweißshake verwendeten Menge. Die limitierenden Aminosäuren der aufgeführten Proteinshakes sind in **Tabelle 7** rot markiert.

Tabelle 7: Vergleich verschiedener Eiweißshakes. Limitierende Aminosäure rot markiert. Quelle: Inhaltsstoffangaben der Hersteller pro 100 g bzw. 30 g Pulver, Stand 01/2013.

	Estimated Average Requirement (EAR) (ASMBS 2008)		Almased Vitalkost		Bariatric Advantage Eiweiß		Body Attack Extreme Whey Deluxe		Champ Protein 90 Shake		Fit for me Pure Whey Protein		Resource Protein 88	
Kalorien/100 g Pulver			**354**		**312**		**387**		**380**		**362**		**369**	
Eiweiß in g/100g			**53,3**		**81**		**82,9**		**86**		**91**		**88**	
KH / Zucker in g/100 g			**30,5 / k. A.**		**2,0 / k. A.**		**7,9 / 5,0**		**3,3 / 2,0**		**0**		**2,4 / 0,2**	
Fett in g/100g			**2,0**		**1,0**		**3,9**		**2,5**		**0**		**0,8**	
essentielle Aminosäuren (AS)	**EAR essentieller AS**		**Gehalt essentieller AS in g/30 g Pulver + Deckung des postoperativen EAR an AS in %**											
	g/kg KG[1]	**g/80 kg**[1]	**g**	**%**	**g**	**%**	**g**	**%**	**g**	**%**	**g**	**%**	**g**	**%**
L-Histidin	0,017	1,36	0,38	**27,9**	0,51	**37,5**	0,42	**30,1**	0,70	**51,5**	0,51	**37,5**	0,81	**59,6**
L-Isoleucin	0,023	1,84	0,84	**45,6**	1,72	**93,5**	1,47	**79,9**	1,39	**75,5**	1,92	**104,3**	1,5	**81,5**
L-Leucin	0,052	4,16	1,34	**32,2**	2,68	**64,4**	2,43	**58,4**	2,43	**58,4**	3,18	**76,4**	2,61	**62,7**
L-Lysin	0,047	3,76	0,92	**24,5**	2,07	**55,1**	2,14	**56,9**	1,88	**50,0**	2,88	**76,6**	2,13	**56,6**
L-Methionin	0,023	1,84	0,30	**16,3**	0,53	**28,8**	0,44	**23,9**	0,59	**32,1**	0,66	**35,9**	0,78	**42,4**
L-Phenylalanin	0,041	3,28	0,81	**24,7**	0,77	**23,5**	0,76	**23,2**	1,24	**37,8**	0,9	**27,4**	1,41	**43,0**
L-Threonin	0,024	1,92	0,56	**29,2**	1,89	**98,4**	1,50	**78,1**	1,16	**60,4**	2,01	**104,7**	1,2	**62,5**
L-Tryptophan	0,006	0,48	0,35	**72,9**	0,45	**93,8**	0,41	**85,4**	0,34	**70,8**	0,42	**87,5**	0,36	**75,0**
L-Valin	0,029	2,32	0,86	**37,1**	1,51	**65,1**	1,29	**55,6**	1,63	**70,3**	1,77	**76,3**	1,89	**81,5**
nicht essentielle AS			**g/30 g Pulver**											
L-Alanin			0,62		1,26		1,13		0,93		1,5		0,78	
L-Arginin			1,07		0,54		0,55		1,19		0,63		0,99	
L-Asparginsäure			1,74		2,81		2,51		2,27		3,3		1,89	
L-Cystin			0,21		0,64		0,44		0,26		0,66		0,12	
L-Glutaminsäure			3,08		4,76		5,50		4,52		5,43		5,76	
L-Glycin			0,59		0,43		0,38		0,65		0,42		0,51	
L-Prolin			0,96		1,94		1,55		2,06		1,65		2,73	
L-Serin			0,72		1,28		1,05		1,39		1,38		1,65	
L-Tyrosin			0,58		0,78		0,65		1,19		0,78		1,5	

[1] in Gramm pro Kilogramm Ideal-Körpergewicht (KG), Estimated Average Requirement nach bariatrischer Operation, Quelle: ASMBS 2008

[2] in Gramm bei einem Idealkörpergewicht von 80 kg

Es wird deutlich, dass von einigen Präparaten im Vergleich mehr als die doppelte Pulvermenge nötig ist, um den entsprechenden Anteil des EAR essentieller Aminosäuren zu decken (vgl. **Tab. 7**). Die Auswahl eines geeigneten Proteinshakes zur bestmöglichen Versorgung ist demnach von besonderer Bedeutung.

Auf einen Blick

►► Bewertungskriterien für Proteinshakes

- hoher Eiweißgehalt
- hohe biologische Wertigkeit
- niedriger Zucker-, Fett- und Gesamtkaloriengehalt
- wenige Zusatzstoffe (hier ist auch die Dosierungen zugesetzter Vitamine, Mineralstoffe und Spurenelemente zu beachten)
- Gehalt und Dosierung essentieller Aminosäuren (Aminosäurenprofil)

Auch der sehr unterschiedliche Kostenfaktor ist für Patienten oft ein wichtiges Kriterium bei der Auswahl eines Eiweißergänzungspräparats.

Da ein Eiweißshake jedoch lediglich der Ergänzung richtiger Mahlzeiten dient, ist im Hinblick auf eine ausreichende Protein- und Aminosäurenversorgung eine eiweißbetonte und abwechslungsreiche Lebensmittelauswahl entscheidend.

Tabelle 8: Unterschiedliche Lebensmittelportionen, die 10 g Eiweiß enthalten.
Quelle: EBISpro 2011.

► 10 g Eiweiß in unterschiedlichen Lebensmittelportionen

Tierische Lebensmittel	Fett (g)	Pflanzliche Lebensmittel	Fett (g)
75 g Quark (< 10 % Fett)	0,2	300 ml Sojadrink	6,6
300 ml Milch (1,5 % Fett)	4,8	140 g Erbsen	0,7
300 g (2 Becher) Naturjoghurt	4,8	25 g Kürbiskerne	14
30 g Hartkäse (45 % Fett i. Tr.)	9	40 g Erdnüsse	21
50 g Weichkäse	11	120 g Tofu	5,7
90 g (4 EL) Frischkäse	28	80 g (8 EL) Haferflocken	5,3
60 g Körniger Frischkäse (< 10 %)	0,8	140 g Vollkornbrot (3 Scheiben)	1,7
2 kleine Eier	9	250 g Brokkoli	0,5
50 g fettarmen Fisch	1	250 g Pilze	0,7
50 g fettarmes Fleisch	0,5		

In der amerikanischen Leitlinie der AACE/TOS/ASMBS wird empfohlen kohlenhydratreiche Lebensmittel wie Reis, Brot und Nudeln zu vermeiden, bis ein täglicher Verzehr von 60 g Eiweiß sowie zusätzliches Obst und Gemüse möglich ist (Mechanick et al. 2008). In der Praxis gestaltet sich

dies langfristig jedoch schwierig und verringert die Compliance der Patienten erheblich. Dennoch ist es sinnvoll aufgrund einer raschen Sättigung in den ersten Wochen nach der Operation, zunächst die Proteinkomponente, dann Obst und Gemüse und erst abschließend Getreideprodukte zu verzehren (Ludwig, Bernhardt 2007).
In den ersten sechs Monaten postoperativ sollten Proteinsupplemente in jedem Fall täglich eingenommen werden, da eine ausreichende Proteinversorgung aufgrund der sehr geringen Essensmengen über eine ausgewogene Ernährung kaum möglich ist (vgl. 3.8, **Tab. 16**). Es handelt sich bei Proteinshakes jedoch keinesfalls um eine Dauerlösung. Langfristig ist es das Ziel, eine ausreichende Eiweißversorgung über die Nahrung zu erreichen, so dass Patienten immer wieder durch Mahlzeitenbeispiele ermutigt werden sollten, ihre Eiweißaufnahme zu erhöhen. Eine Ergänzung durch Proteinshakes oder -pulver ist so lange notwendig, bis täglich mindestens 60 g Eiweiß über die Nahrungszufuhr möglich sind. Heber et al. (2010) empfehlen in ihrer Leitlinie nach allen bariatrischen Operationen sogar 60 bis 120 g Protein täglich. Wichtig sind demnach die regelmäßige Überprüfung der Proteinzufuhr sowie eine bedarfsangepasste Supplementation.
Empfehlenswert ist das Ersetzen einer Mahlzeit durch einen Eiweißshake, welcher in den ersten Wochen bis Monaten ggf. aufgeteilt werden muss, um die anfänglich sehr geringe Magenkapazität nicht zu überschreiten. Einzelne Patienten zeigen während der ersten Monate z. T. Phasen mit starker Aversion gegenüber Proteinshakes. Hier kann es hilfreich sein, ein geschmacksneutrales Eiweißpräparat zu erwerben und das Pulver z. B. in Joghurt, Quark oder nach dem Aufkochen in Soßen einzurühren. Patienten berichten darüber hinaus, auch mit Eiweißpulver zu backen.
Im Fall einer ungenügenden Versorgung oder Ablehnung natürlicher eiweißreicher Nahrungsmittel, ist eine längere Substitution mithilfe von Proteinshakes notwendig oder notfalls eine Verwendung von Eiweißtabletten oder eine Substitution spezieller Aminosäuren zu erwägen.
Erfahrungsgemäß ist eine Proteinsupplementation bei Patienten mit einem MBP oft noch über das erste postoperative Jahr hinaus erforderlich (vgl. 3.8, **Tab. 17, 18**).
Leichte bis mittelschwere Proteindefizite lassen sich i. d. R. durch diätetische Maßnahmen und vermehrte klinische Nachsorge behandeln. Bei einer schweren Unterversorgung kann auch eine enterale bzw. parenterale Ernährung notwendig sein (Malinowski 2006).

3.6.2.2 Vitamin B_{12}

Tabelle 9: Vitamin B_{12} auf einen Blick.
Quelle: vgl. 3.6.2, 3.6.2.2., Nährwerte: DGE et al. 2008, EBISpro 2011.

► Vitamin B_{12}	
DACH-Referenzwert für Nichtoperierte: 3,0 µg/T. **Empfohlene Substitution:** 1000 µg alle 1-3 Monate intramuskulär 350 µg/T. oral 25.000 IU 2x/Wo. sublingual **Vit. B_{12}-reiche Lebensmittel:** Leber, Eier, Fisch, Milch und Milchprodukte, geringe Mengen finden sich in milchsauer vergorenem Gemüse z. B. Sauerkraut und z. T. in Algen	**Vit. B_{12}-Gehalt pro Lebensmittelportion** Rinderleber 72,1 µg/125 g Makrele 14,3 µg/150 g Forelle 8,3 µg/150 g Lachs 5,7 µg/150 g Scholle 2,4 µg/150 g Hühnerei 0,9 µg/Stück Hartkäse (45 % Fett i. Tr.) 0,9 µg/30 g Hartkäse (30 % Fett i. Tr.) 0,6 µg/ 30 g Körniger Frischkäse 0,6 µg/30 g Milch (1,5 % Fett) 0,6 µg/150 g Naturjoghurt 0,6 µg/150 g

Obwohl Studien zeigen, dass trotz Vorliegen von Vitamin B_{12}-Defiziten keine klinischen Symptome auftraten, Unterversorgungen des Vitamins postoperativ jedoch fast immer festgestellt werden und möglicherweise zu Anämien führen können, ist eine präventive Supplementation sinnvoll (Brolin et al. 1998a, Skroubis et al. 2002). Publizierte Supplementations-Empfehlungen reichen von 350 bis 500 µg/Tag in einem Multivitaminpräparat (Brolin et al. 1998a, Rhode 1995), über 25.000 Einheiten sublinguales Vitamin B_{12} zweimal pro Woche, um normale Plasmaspiegel zu erhalten (Fujioka 2005, Wolf 2006) bis hin zu einer intramuskulären Gabe von 1000 µg monatlich (Aills et al. 2008) bis alle drei Monate (Wolf 2006).
Eine neun Monate lange Studie, die Vitamin B_{12}-Supplemente mit Dosen von 100 bis 600 µg untersuchte, kam zu dem Ergebnis, dass eine Minimaldosis von kristallinen 350 µg/Tag nötig ist, um den Serumspiegel im Normalbereich zu halten (Rhode 1995). Etwa 10 % der Patienten mit einem MBP scheinen jedoch nicht auf orale oder sublinguale Präparate anzusprechen und benötigen infolgedessen in jedem Fall monatliche, intramuskuläre B_{12}-Injektionen (Elliot 2003, Fujioka 2005). Dies könnte auch aus Gründen der beschriebenen schlechten Compliance von Patienten mit der Einnahme von Nahrungsergänzungspräparaten sinnvoll sein.
Eine randomisierte, kontrollierte Studie stellte fest, dass Vitamin B_{12}-Konzentrationen bei regelmäßiger Einnahme von Supplementen in Höhe von 1000 µg alle drei Monate intramuskulär oder täglich oral sogar anstiegen (Aasheim et al. 2009). Ohne ausreichende Mengen an Intrinsic-Faktor kann es jedoch nur dann zu einer passiven Diffusion im terminalen Ileum kommen, wenn regelmäßig hohe orale Dosen zugeführt werden (Wolf

2006). Brolin et al. stellten fest, dass aufgetretene Defizite durch eine orale Supplementation von 500 µg Vitamin B_{12} täglich bei mehr als 80 % der Patienten korrigiert werden konnten (Brolin et al. 1998a).
Die Vitamin B_{12}-Supplementation sollte innerhalb der ersten sechs Monate nach Anlage eines MBP begonnen werden (Heber et al. 2010).

3.6.2.3 Eisen

Tabelle 10: Eisen auf einen Blick.
Quelle: vgl. 3.6.2, 3.6.2.3, Nährwerte: DGE et al. 2008, EBISpro 2011.

► Eisen	
DACH-Referenzwert für Nichtoperierte: Frauen: 15 mg/T. Männer/postmenopausale Frauen: 10 mg/T. **Empfohlene Substitution:** 15 bis 100 mg/T. Frauen: 30 mg/T. Männer/postmenopausale Frauen: 15 mg/T. **Eisen-reiche Lebensmittel:** Fleisch, Wurstwaren, Vollkorngetreide, Blattgemüse, Hülsenfrüchte, Nüsse	**Eisengehalt pro Lebensmittelportion:** Weizenkleie 6,6 mg/40 g Hasenfleisch 6,4 mg/150 g Spinat 5,4 mg/150 g Kalbsfleisch 4,5 mg/150 g Eierteigwaren 4,5 mg/150 g Mangold 4,1 mg/150 g Hirse 2,8 mg/40 g Erbsen 2,7 mg/150 g Haferflocken 2,7 mg/60 g Cashewkerne 2,5 mg/60 g

Obwohl die übliche Höhe an Eisen in Multivitaminsupplementen den D-A-CH-Empfehlungen von 15 mg für Frauen in gebärfähigem Alter entspricht, wurden bei Patienten mit regelmäßiger Einnahme von Multivitaminpräparaten Eisendefizite festgestellt (Skroubis et al. 2002, Brolin et al. 1998b). Dennoch empfehlen Ärzte zusätzliche Eisenpräparate z. T. erst beim Auftreten einer Anämie (Elliot 2003) oder ausschließlich für prämenopausale Frauen, da diese am anfälligsten sind, Defizite und infolgedessen Anämien zu entwickeln (Skroubis et al. 2002).
Da die Entstehung von Eisen-Anämien bei allen Patienten wahrscheinlich ist, empfiehlt Kushner (2000) eine ausnahmslose Supplementation. Ein pränatales Vitamin- und Mineralstoffpräparat, welches typischerweise 40 bis 60 mg enthält, ist pro Tag zumeist ausreichend. Besonders gefährdete Patienten, wie prämenopausale Frauen, können eine zusätzliche Supplementation mit einer Eisen-Salz-Zubereitung benötigen (Kushner 2000). Brolin et al. (1998a) unterstützen eine zusätzliche Eisensupplementation von mindestens 50 mg täglich. Wolf (2006) empfiehlt zur Deckung des täglichen Bedarfs für prämenopausale Frauen lediglich 30 mg/Tag und für Männer und postmenopausale Frauen 15 mg/Tag.
Brolin et al. (1998b) zeigten in einer doppelblinden, randomisierten Studie mit prämenopausalen Frauen, dass eine Einnahme von täglich 2 x 50 mg

Eisen die Entwicklung von Eisendefiziten verhindert. Trotz der Umgehung des Duodenums und damit dem Hauptresorptionsort für Eisen, schlugen nahezu alle Patientinnen auf eine orale Eisensupplementation an. Es zeigte sich eine signifikante Korrelation zwischen der Verbesserung von postoperativen Eisendefiziten und der Einnahme von verschriebenen Eisensupplementen. Eine Non-Compliance in der Einnahme der Präparate korrelierte mit dem Fortbestehen von Eisendefiziten, indem Eisenspiegel niedrig blieben. Bei Patientinnen, die regelmäßig ihre Ergänzungspräparate einnahmen, normalisierten sich die Eisenspiegel hingegen innerhalb von sechs Monaten (Brolin et al. 1998b). Obwohl prophylaktisch eingenommene Eisensupplemente Defizite erfolgreich verhinderten, konnten auch hohe Dosen von zweimal täglich 50 mg oralen Eisens eine Anämie bei prämenopausalen Frauen nicht ständig vorbeugen. Da Eisendefizite nach dem zweiten Jahr nach Anlage eines MBP häufig auftreten, scheint es sinnvoll zu sein, dass Frauen im gebärfähigen Alter prophylaktische Eisensupplemente postoperativ auf unbestimmte Zeit einnehmen (Brolin et al. 1998b). Um die Absorption zu verbessern sollten Eisenpräparate zusammen mit Vitamin C eingenommen werden (Rhode 1999). Wichtig ist es, Eisen und Vitaminpräparate zu verschiedenen Zeiten einzunehmen, da Eisen die Absorption von Calcium, Zink und Magnesium stört (Poitou 2007). Auch schwarzer Tee und Kleie können die Resorption im Darm einschränken (Wolf 2006).

3.6.2.4 Calcium

Tabelle 11: Calcium auf einen Blick.
Quelle: vgl. 3.6.2, 3.6.2.4, Nährwerte: DGE et al. 2008, EBISpro 2011.

► Calcium	
DACH-Referenzwert für Nichtoperierte: 1000 mg/T. **Empfohlene Substitution:** 1200-1500 mg/T. Calcium-Citrat postmenopausale Frauen: 2000 mg/T. **Calcium-reiche Lebensmittel:** Milch und Milchprodukte, Gemüsesorten wie z. B. Brokkoli, Grünkohl und Lauch, zusätzlich können Calcium-reiche Mineralwasser die Calcium-Versorgung unterstützen.	**Calciumgehalt pro Lebensmittelportion:** Hartkäse (45 % Fett i. Tr.) 412 mg/30 g Hartkäse (30 % Fett i. Tr.) 353 mg/30 g Grünkohl 269 mg/150 g Spinat 210 mg/150 g Dickmilch 180 mg/150g Milch (1,5 % Fett) 177 mg/150 g Naturjoghurt 171 mg/150 g Tofu 130 mg/100 g Bohnen 104 mg/150 g Brokkoli 89 mg/150 g

Die Empfehlungen für eine Calcium-Supplementation nach Anlage eines MBP reichen in der Literatur von 1200 bis 2000 mg Calcium (Ca) pro Tag (Aills et al. 2008, Elliot 2003, Wolf 2006). Heber et al. (2010) empfehlen

in ihrer Leitlinie neben dieser präventiven Supplementation eine Anpassung der Ca- und Vitamin D-Ergänzung an Serummarker und Knochendichte.
Goode et al. (2004) beobachteten in einer kontrollierten Studie, dass sich die Knochenmasse bei Frauen im gebärfähigen Alter mit oder ohne MBP bei einer Aufnahme von etwa 1200 mg Ca täglich nicht unterschied. Postmenopausale Patientinnen zeigten hingegen Hinweise auf einen Hyperparathyreoidismus und erhöhten Knochenschwund, so dass die Autoren annehmen, dass eine höhere Supplementation sinnvoll sei. Wolf (2006) empfiehlt für Männer und prämenopausale Frauen eine Einnahme von 1500 mg täglich. Frauen nach ihrer Menopause sollten aufgrund des erhöhten Risikos der Osteoporose hingegen 2000 mg/Tag einnehmen.
Die Wirksamkeit von Ca zur Osteoporoseprophylaxe ist jedoch nur bei einer fortlaufenden Aufnahme effektiv (DVO 2009). Infolge der Umgehung des Duodenums als Hauptresorptionsort von Ca, ist nach Anlage eines MBP eine regelmäßige Zufuhr des Mineralstoffes von besonderer Bedeutung. Der Dachverband Osteologie e. V. (DVO) empfiehlt zur Osteoporose- und Frakturprophylaxe nicht-operierter Patienten eine Supplementation nur wenn die tägliche Ca-Menge von 1000 mg über die Nahrung nicht erreicht wird (DVO 2009). Folglich lässt sich auf Patienten mit einem MBP übertragen, dass infolge der Malabsorption bei Unterschreitung der empfohlenen Zufuhr von mindestens 1200 mg/Tag eine lebenslange Supplementation sinnvoll ist.
Es empfiehlt sich eine gemeinsame Einnahme von Ca mit Vitamin D, da die Absorptionsrate von Ca durch eine gleichzeitige Aufnahme des Vitamins wesentlich erhöht ist (Wolf 2007). Zusätzlich ist es sinnvoll, die Ca-Zufuhr über den Tag auf mehrere Mahlzeiten zu verteilen, um die intestinale Absorptionsrate zu erhöhen (DGE et al. 2008). Das Präparat sollte jedoch mit einem zeitlichen Abstand von mindestens zwei Stunden vor oder nach einem Eisenpräparat eingenommen werden (Aills et al. 2008).
Aufgrund der verminderten Magensäurekonzentration bei Patienten mit einem MBP sollten Präparate mit Ca-Citrat gegenüber Ca-Carbonat bevorzugt werden, da diese zur Aufspaltung keine Säure benötigen (Aills et al. 2008, Alvarez-Leite 2004, Elliot 2003). Anzumerken ist jedoch, dass Ca-Citrat-Präparate bisher sehr häufig in deutlich niedrigeren Dosierungen erhältlich sind, so dass für eine adäquate Supplementation z. T. 5-6 Tabletten am Tag eingenommen werden müssten – insbesondere im Hinblick auf weitere notwendige Ergänzungspräparate eine Zumutung für die Compliance der Patienten.

Bei der Verwendung von Ca-Carbonat ist darauf zu achten, dass Patienten dieses zu den Mahlzeiten einnehmen, um die Aufnahme zu verbessern (Mechanick et al. 2008).

3.6.2.5 Vitamin D

Tabelle 12: Vitamin D auf einen Blick.
Quelle: 3.6.2, 3.6.2.5, Nährwerte: DGE et al. 2008, EBISpro 2011.

► Vitamin D	
DACH-Referenzwert für Nichtoperierte: 5 µg/T. bis zum 65. Lebensjahr, dann 10 ug/T. **Empfohlene Substitution:** 10 bis 50 µg/T. (400 bis 2000 IU/T.) **Vit. D-reiche Lebensmittel:** fettreicher Fisch, Eigelb, Avocado, Lebertran	**Vit. D-Gehalt pro Lebensmittelportion:** Lebertran 49,5 µg /15 g Forelle 28,5 µg /150 g Hering, Makrele, Thunfisch 12 µg /150 g Avocado 7,1 µg/225 g Pilze 2,2 µg/100 g Hühnerei 1,8 µg/Stück

Die empfohlene Substitution zur Deckung des täglichen Bedarfs beträgt üblicherweise 10 µg/Tag (400 IU) (Malone 2008, Wolf 2006), dennoch scheint diese Dosierung oft ungenügend (Goldner et al. 2009). Goode et al. (2004) beobachteten in einer kontrollierten Studie, dass eine Vitaminsupplementation von 5 µg (200 IU) und infolgedessen eine tägliche Gesamtaufnahme von 8 µg (320 IU) Vitamin D am Tag nicht auszureichen scheint, um einen sekundären Hyperparathyreoidismus sowie eine mögliche Knochendemineralisierung zu verhindern. Unter regelmäßiger Supplementation von 10 µg (400 IU) Vitamin D täglich, zeigte eine randomisierte, kontrollierte Studie mit 30 Patienten im Beobachtungszeitraum von einem Jahr eine ansteigende Vitamin D-Konzentration im Vergleich zu präoperativen Werten. Während sich die Vitamin D-Konzentration vor Anlage des MBP im niedrigen Sollbereich befand, nahm sie postoperativ im ersten halben Jahr zu. Zwischen dem sechsten und zwölften Monat der Studie fielen die Werte wieder, blieben jedoch über dem präoperativen Ausgangswert. Da eine Entwicklung über das erste Jahr hinaus nicht untersucht wurde, ist jedoch nicht abzusehen, ob bei einer Supplementation von 10 µg/Tag (400 IU) langfristig eine ausreichende Vitamin D-Versorgung gegeben ist (Aasheim et al. 2009). In einer prospektiven, randomisierten Studie wurden 2009 die Dosierungen von 800, 2000 und 5000 IU/Tag untersucht. Die Autoren stellten fest, dass Dosen von 5000 IU/Tag (125 µg) für alle Patienten sicher und möglicherweise nötig sind, um einen sekundären Hyperparathyreoidismus zu beheben. Aufgrund vielfach berichteter Vitamin-D-Defizite empfehlen die Autoren jede postoperative Supplementation mit mindestens 2000 IU/Tag (50 µg) zu beginnen und präoperative Vitamin D-

Konzentrationen anhand des 25OHD-Spiegels zu untersuchen, um die Supplementationshöhe ggf. höher anzusetzen (Goldner et al. 2009).
Durch Lichtexposition der Haut ist der Mensch in der Lage Vitamin D selbst zu bilden. Hierzu sind nur etwa zehn Minuten Sonnenlichteinstrahlung auf z. B. zwei Handrücken nötig (Wolf 2006). Bei einer geringen Lichtexposition von unter 30 Minuten täglich, empfiehlt jedoch auch der DVO (2009) zur Osteoporose- und Frakturprophylaxe bereits für Nichtoperierte eine Vitamin D-Supplementation von 800 bis 2000 IU/Tag (20 bis 50 µg).

3.6.2.6 Folsäure

Tabelle 13: Folsäure auf einen Blick.
Quelle: vgl. 3.6.2, 3.6.2.6, Nährwerte: DGE et al. 2008, EBISpro 2011.

► Folsäure	
DACH-Referenzwert für Nichtoperierte: 400 µg/T. **Empfohlene Substitution:** 400 bis 1000 µg/T. **Folsäure-reiche Lebensmittel:** (Blatt-)Gemüse, Kohlsorten, Kartoffeln, Vollkorngetreide, Eier, Milchprodukte	**Folsäure-Gehalt pro Lebensmittelportion:** Nüsse 169 µg/100 g Erbsen 161 µg/150 g Spinat 158 µg/150 g Grünkohl 147 µg/150 g Kohlrabi 105 µg/150 g Porree 102 µg/150 g Tomate 50 µg/150 g Hühnerei 35 µg/Stück

Im Gegensatz zu Eisen und Vitamin B_{12}-Unterversorgungen lassen sich Folsäuredefizite durch eine Einnahme von Vitaminpräparaten, die üblicherweise 400 µg Folat enthalten, i. d. R. korrigieren (Brolin et al. 1998a, Wolf 2006). Eine Untersuchung über fünf Jahre, bei der keine Folsäure supplementiert wurde, zeigte zu keinem Zeitpunkt Defizite. Die Ergebnisse weisen darauf hin, dass eine Zufuhr mit der Nahrung ausreichend sein kann und die vielfach routinemäßige Supplementation mehr als adäquat ist. Anzumerken ist, dass bei der Zubereitung und Lagerung durch Hitze, Oxidation und Lösen im Kochwasser erhebliche Mengen des Vitamins verloren gehen (DGE et al. 2008). Schwangere sowie Frauen mit Kinderwunsch sollten ergänzende Präparate erhalten (Skroubis et al. 2002). Andere Autoren empfehlen grundsätzlich eine zusätzliche Supplementation von 800 bis 1000 µg/Tag (Elliot 2003, Kushner 2000).
Mallory und Macgregor (1991) weisen darauf hin, dass Folatdefizite aufgrund einer raschen Korrektur durch Supplemente postoperativ einen Hinweis auf eine Non-Compliance mit Ergänzungspräparaten seitens der Patienten geben können.

In Anlehnung an die derzeitige Studienlage scheint eine regelmäßige Einnahme eines Vitaminpräparates für eine adäquate Folsäure-Versorgung auszureichen, so dass keine zusätzlichen Präparate notwendig sind. Dennoch ist eine Untersuchung der Folsäurespiegel als Marker für vielfältige Nährstoffdefizite zu erwägen.

3.6.2.7 Weitere Mikronährstoffe

Vitamin A

Zur Deckung des täglichen Bedarfs an Vitamin A scheint ein Multivitaminpräparat nach Anlage eines MBP ausreichend zu sein. Empfohlen wird eine tägliche Aufnahme von 1 mg Retinol-Äquivalent (Wolf 2006). Einer retrospektiven Studie zufolge wird das Auftreten von Vitamin A-Defiziten möglicherweise unterschätzt und sollte postoperativ demnach regelmäßig untersucht und besonders bei Patienten mit einer Protein-Kalorien-Unterernährung in Betracht gezogen werden (Zalesin et al. 2010). Einen hohen Vitamin A-Gehalt hat vor allem Leber. Besonders gute pflanzliche Quellen des Vitamins sind Obst und Gemüse mit einem hohen ß-Carotin-Gehalt. Dies sind vor allem Möhren, Spinat, Grünkohl oder auch Aprikosen und Mangos (DGE et al. 2008).

Vitamin B_1 (Thiamin)

Wenn Vitamin B_1-Defizite nicht rechtzeitig erkannt und entsprechend substituiert werden, kann dieses zu schweren Komplikationen führen (vgl. 3.5.2.5). Die empfohlene Substitution zur Deckung des täglichen Thiamin-Bedarfs liegt bei 2,2 bis 2,6 mg (Wolf 2006). Im Allgemeinen sind Multivitaminpräparate zur Prävention ausreichend (Aills et al. 2008, Malinowski 2006). Thiamin-Speicher des Körpers sind jedoch gering und insbesondere Phasen häufigen Erbrechens können Vorrate innerhalb weniger Wochen aufbrauchen, so dass bei anhaltendem Erbrechen eine zusätzliche Substituierung notwendig sein kann (Aills et al. 2008).

Vitamin B_1 ist vor allem in Muskelfleisch, einigen Fischarten wie Scholle oder Thunfisch sowie in Vollkornprodukten, Hülsenfrüchten und Kartoffeln enthalten (DGE et al. 2008).

Aufgrund von schweren Komplikationen beim Auftreten eines Defizits sollte bereits bei Verdacht auf einen Thiamin-Mangel substituiert werden. Empfohlen werden eine parenterale Gabe von 50 bis 200 mg/Tag bis die Symptome nachlassen sowie eine anschließende orale Gabe von täglich 10 bis 100 mg (Aills et al. 2008, Malinowski 2006).

Zink
Auch bei Zink scheint ein Multivitaminpräparat zur Prävention von Defiziten ausreichend zu sein. Hohe Gehalte an Zink finden sich in tierischen Lebensmitteln wie z. B. Fleisch, Eiern, Milch und Käse sowie in Vollkornprodukten (DGE et al. 2008). Eine Resorption des Mineralstoffes aus Fleisch ist, bedingt durch dessen hohen Eiweißanteil, am besten und liegt vierfach höher als jene aus Getreide. Die gleichzeitige Einnahme von Eigelb oder schwarzem Tee sowie von Produkten, die Kalzium, Kupfer oder Phytate (z. B. in Rhabarber) enthalten, beeinflusst die Zinkresorption im Dünndarm negativ (Wolf 2006).

Kalium und Magnesium
Ein häufiges Erbrechen kann niedrige Kalium- bzw. Magnesiumwerte nach sich ziehen, die ggf. eine orale Supplementation erfordern. Flüssige Formen von Kaliumergänzungsmitteln sind erhältlich, werden jedoch nicht gut vertragen. Postoperativ ist eine Einnahme von Tabletten jedoch etwa nach dem ersten Monat wieder möglich (Fujioka 2005).
Gute Kaliumlieferanten sind vor allem Bananen, Kartoffeln, Spinat und Champignons (DGE et al. 2008). Vollkorn- und Milchprodukte sowie Geflügel, Fisch, Orangen und Bananen enthalten hohe Konzentrationen an Magnesium (DGE et al. 2008).

3.6.3 Einnahmeschema

Aufgrund von Wechselwirkungen der Nahrungsergänzungspräparate und unterschiedlicher Bioverfügbarkeit, ist es sinnvoll mit Patienten auch den Zeitpunkt der Einnahme ihrer Supplemente zu besprechen und ihnen ggf. ein Einnahmeschema an die Hand zu geben (vgl. **Tab. 14**).

Tabelle 14: Vorschlag eines Einnahmeschemas für Nahrungsergänzungspräparate.

Nahrungsergänzungspräparat	Empfohlener Einnahmezeitpunkt
Eisentropfen	morgens, nüchtern vor dem Frühstück
Multivitaminpräparat	nach dem Frühstück
Calcium und Vitamin D	zum bzw. nach dem Mittagessen
ggf. Multivitaminpräparat	nach dem Abendessen
Calcium und Vitamin D	vor dem Schlafengehen

Darüber hinaus ist es sinnvoll, eine Mahlzeit durch einen Eiweißshake zu ersetzen und diesen in den ersten Wochen bis Monaten aufgrund der an-

fänglich zu großen Portion, zunächst auf z. B. eine Haupt- und eine Zwischenmahlzeit aufzuteilen (vgl. **Tab. 15**).
Heber et al. (2010) weisen in ihrer Leitlinie darauf hin, dass insbesondere das Frühstück aufgrund der katabolen Stoffwechsellage während der Nacht eine wichtige Mahlzeit für die Proteinaufnahme darstellt.

Tabelle 15: Ausschnitt aus einem Wochenspeiseplan mit Eiweißshake ab der 3. Woche nach MBP.

Montag	Dienstag	Mittwoch	Donnerstag
Frühstück ½ - 1 Eiweißshake	**Frühstück** ½ - 1 Eiweißshake	**Frühstück** ½ - 1 Eiweißshake	**Frühstück** ½ - 1 Eiweißshake
Mittag Brokkolisuppe + 1 TL Eiweißpulver	**Mittag** Mediterranes Gemüse mit Kräuterquarkdip	**Mittag** püriertes Fischfilet mit Gemüse u. pikantem Joghurtdip	**Mittag** Kräuterquark mit Kartoffelpüree
Zwischenmahlzeit ½ Eiweißshake	Zwischenmahlzeit ½ Eiweißshake	Zwischenmahlzeit ½ Eiweißshake	Zwischenmahlzeit ½ Eiweißshake
Abendessen Mandarinen-Quarkspeise	**Abendessen** Naturjoghurt mit Nektarinenpüree	**Abendessen** Bananenquark	**Abendessen** Gemüsesuppe + 1 TL Eiweißpulver

Neben der täglichen Einnahme eines Multivitaminpräparats mit Mineralstoffen, eines Calcium- und Vitamin D-Präparates sowie der Supplementation von Eiweiß, Eisen und Vitamin B_{12} sind regelmäßige Laboruntersuchungen entscheidend, um mögliche, darüber hinausgehende Mangelerscheinungen frühzeitig erkennen und behandeln zu können (Aills et al. 2008, Heber et al. 2010, Mechanick et al. 2008).

3.7 *Explorative Onlinebefragung*

3.7.1 Zielsetzung

Infolge sehr weniger und z. T. unterschiedlicher Ernährungsempfehlungen, insbesondere für den Kostaufbau nach Anlage eines MBP, wurde im Rahmen der dieser Arbeit zugrunde liegenden Diplomarbeit eine eigene Erhebung mit Patienten durchgeführt.
Ziel der Erhebung war es, mit Hilfe einer explorativen Befragung von Patienten mit einem MBP, vor allem eine Empfehlung für den postoperativen Kostaufbau sowie weitere Ernährungsempfehlungen bezüglich geeigneter und ungeeigneter Lebensmittel abzuleiten.
Die in Kapitel 3.1 beschriebene Literaturrecherche ergab bezüglich des Zeitpunkts, wann Patienten wieder in der Lage sind pürierte bzw. feste Lebensmittel zu verzehren, lediglich auf Expertenmeinungen und Erfahrungswerten basierende Empfehlungen, die sich z. T. deutlich unterscheiden. Autoren berichten, dass Fleisch eine der häufigsten Nahrungsmittelintoleranzen darstellt und schildern eine Fleischintoleranz und Meidung bei über der Hälfte der Patienten bis zu acht Jahre nach Anlage eines MBP (Avinoah et al. 1992). Im Zusammenhang mit Unverträglichkeiten werden in der Literatur unterschiedliche, zumeist ernährungsbedingte Beschwerden beschrieben (vgl. 3.4), wobei vor allem Erbrechen (Fujioka 2005) und eine Laktoseintoleranz häufig zu sein scheinen (Stocker 2003).

In Anlehnung an den Wissensstand der untersuchten Literatur ließen sich folgende Fragestellungen ableiten, die den Schwerpunkt der Erhebung darstellen:

- Welche Schwierigkeiten (z. B. Erbrechen, Diarrhoe) treten nach Anlage eines MBP auf? Wann und über welchen Zeitraum treten diese Beschwerden auf?
- Ab wann ist ein Einbau von pürierter bzw. fester Kost postoperativ möglich? Wird eine flüssige Kostphase nach der Operation eingehalten?
- Welche Lebensmittel sind zu Beginn der pürierten und festen Kostphase besonders geeignet?
- Gibt es postoperativ Nahrungsmittelunverträglichkeiten?

Zusätzlich bot eine eigene Erhebung die Möglichkeit zu erfahren, in welchem Bereich, im Hinblick auf ein Beratungskonzept, ein erhöhter Aufklärungsbedarf besteht und welche weiteren Informationen sich Patienten postoperativ wünschen.

3.7.2 Methodik

Pretest

Im Rahmen der eigenen Erhebung wurde vom 1. bis zum 20. November 2009 ein Pretest mit zehn Fragebögen in der ernährungsmedizinischen Praxis für Prävention und Gesundheitsförderung, Dr. Bonacker, in Hamburg durchgeführt. Patienten mit einem MBP erhielten in der Praxis einen Fragebogen, den sie vor Ort ausfüllten.

Fragebogen

Der Fragebogen bestand aus 15 Fragen, wobei die zweite und dritte Frage Unterfragen aufwiesen. Bis auf drei geschlossene, dichotome Fragen zum Auftreten von Komplikationen bei der Operation oder postoperativen Beschwerden sowie einer Frage nach dem Geschlecht, wurden alle Fragen bewusst offen formuliert, um eine mögliche Beeinflussung infolge vorgegebener Kategorien zu vermeiden.

Fragenkatalog der Onlineerhebung

1. Vor wie vielen Wochen war Ihre Magenbypassoperation?
2. Gab es Komplikationen bei der OP? Ja ( ) nein ( )
   Wenn ja, welche?
3. Hatten Sie nach der OP Schwierigkeiten? (z.B. Erbrechen, Verstopfung etc.)?
   Ja ( ) Nein ( )
   Wenn ja, welche?
   Wann traten diese auf?
   Wie lange hielten diese Beschwerden an?
4. Wie lange haben Sie sich nach der Operation konsequent nur flüssig ernährt? (ohne breiige/ pürierte Lebensmittel!)
5. Ab wann war ein Einbau von pürierter Kost möglich?
6. Welche pürierten Lebensmittel waren anfangs besonders geeignet?
7. Ab wann war ein Einbau von fester Kost möglich?
8. Welche festen Lebensmittel waren anfangs besonders geeignet?
9. Welche Nahrungsmittel haben Sie in den ersten vier Wochen nach der OP nicht vertragen?
10. Welche Nahrungsmittel haben Sie bereits vor der OP nicht vertragen?
11. Welche Nahrungsmittel haben Sie in den ersten vier Wochen nach der OP aus Vorsicht weggelassen?
12. In welchem Bereich hätten Sie sich nach der OP mehr Aufklärung/ Information gewünscht? (Hier finden Sie Platz für Wünsche, Anregungen, Kritik, Kommentare)
13. Welche Tipps würden Sie anderen für die Ernährung nach einer Magenbypassoperation geben?
14. Geschlecht:
15. Alter:

Abbildung 4: Fragenkatalog der Onlineerhebung.

Es zeigte sich, dass Frage 3.2 unterschiedlich verstanden wurde, so dass bei dieser Frage in der späteren Erhebung ein Beispiel zum besseren Verständnis hinzugefügt wurde (vgl. **Abb. 4**). Aufgrund eines geringen Rücklaufes in der Praxis wurde der MBP-Fragebogen in eine Onlineumfrage modifiziert und vom 01.12. bis 31.12.2009 auf www.adipositasportal.de online gestellt.

Onlinebefragung

Die internetgeschützte Umfrage wurde mit Hilfe des Online-Tools zur Umfragegestaltung, Durchführung und Auswertung der Internetseite www.onlineumfragen.com durchgeführt. Hierbei waren die Fragen der Onlineerhebung mit denen des ursprünglichen Fragebogens identisch. Es erfolgte lediglich bei Frage 3.2 eine Ergänzung eines Beispiels.

Die MBP-Umfrage wurde zunächst in der öffentlich zugänglichen Kategorie „Fragen zum RNY-Magenbypass" ins Adipositasportal gestellt und nach zwei Wochen mit Hilfe eines Moderators zusätzlich auf die, für angemeldete Nutzer sichtbare, Startseite der Homepage gestellt. Beim Anklicken des Themas „Magenbypass-Umfrage für eine Diplomarbeit" wurden die Internetnutzer auf einen externen Link der Homepage www.onlineumfragen.com verwiesen. Hier erfolgte eine kurze Aufklärung über Zweck und Anonymität der Erhebung.

Die Teilnehmer der Onlineumfrage hatten die Möglichkeit die Umfrage jederzeit zu unterbrechen und mit Hilfe eines Passwortes zu einem späteren Zeitpunkt weiter zu bearbeiten. Bei Frage zwei und drei wurden Sprünge eingebaut, so dass die folgenden Fragen abhängig von der Beantwortung der Eingangsfrage folgten. Wurde die Frage, ob es nach der Operation Komplikationen gab mit „ja" beantwortet, folgte die Frage, um welche es sich handelte. Wurde die Ursprungsfrage hingegen verneint, folgte ein automatisches Überspringen der Frage „Wenn ja, welche?" und es erschien die nächste relevante Frage.

Auswertung

Am Ende des Erhebungszeitraums wurden die Rohdaten in das Programm Microsoft Office Excel 2003 importiert, mit welchem die Auswertung erfolgte.

Neben Auszählungen, wurden das arithmetische Mittel und die Standardabweichung berechnet sowie der Median und der Modus angegeben. Bei Prozentangaben erfolgte eine Rundung auf ganze Zahlen.

3.7.3 Ergebnisse

Teilnehmer

Im Zeitraum vom 01.12. bis zum 31.12.2009 nahmen insgesamt 104 Personen an der Onlinebefragung teil. Aufgrund stark unvollständiger bzw. widersprüchlicher Antworten wurden elf Teilnehmer nachträglich aus der Erhebung ausgeschlossen. Die Auswertung der Onlineumfrage bezieht sich demzufolge auf die Ergebnisse von 93 Patienten mit einem MBP.

85 % der 93 Befragten sind weiblich und 15 % männlich. Das Durchschnittsalter der Teilnehmer betrug 39 ± 9 Jahre.

Zum Zeitpunkt der Erhebung lag die Operation im Durchschnitt 44 Wochen zurück. Der Median liegt hingegen bei 38,5 Wochen.

11 % der Befragten gaben an, dass es bei ihrer MBP-Operation Komplikationen[5] gab.

Schwierigkeiten nach der Operation

Insgesamt berichteten mit 55 % über die Hälfte der Befragten von postoperativen Beschwerden. Infolge einer möglichen Mehrfachnennung wurden insgesamt 74 Antworten erfasst, aus denen sich fünf Kategorien bilden ließen (vgl. **Abb. 5**). Beschwerden, die nur eine Nennung erhielten, wurden in der Kategorie „Sonstige“ erfasst.[6]

Der Erhebung zufolge sind die am häufigsten auftretenden Beschwerden nach Anlage eines MBP mit 34 % Übelkeit und Erbrechen. 24 % berichten von einem Gefühl von Verstopfung, bzw. sehr hartem Stuhlgang. 18 % der Teilnehmer beklagten Blähungen und 11 % ein Auftreten von Durchfällen.

[5] z. B. Naht oder Darm undicht, Entzündung der Bauchdecke

[6] dazu zählen: Magenkrämpfe, Laktoseintoleranz, Abzessbildung, niedriger Blutdruck, Wundheilstörung, Fettstuhl, Koliken, Magendarminfekt, Stenosen und Atemprobleme.

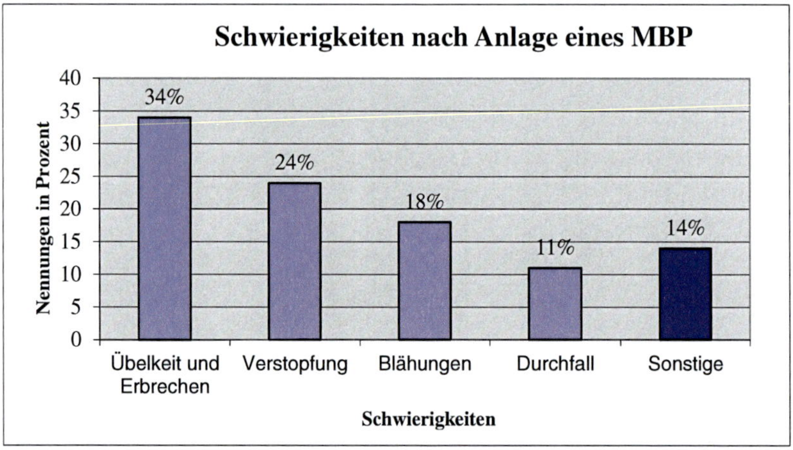

Abbildung 5: Schwierigkeiten nach Anlage eines Magenbypasses.

Festzuhalten ist, dass nicht alle Teilnehmer, die postoperativ von Erbrechen berichteten, auch Übelkeit als Beschwerden angaben. Alle Personen die Übelkeit beschrieben, führten hingegen auch Erbrechen als postoperative Schwierigkeit auf. Aufgrund eines allgemeinen Zusammenhangs wurde in der Erhebung demzufolge davon ausgegangen, dass alle Patienten, die als Beschwerden Erbrechen angaben, auch Übelkeit verspürten, so dass beide Symptome zusammengefasst wurden.

Zeitpunkt des Auftretens und Dauer der Beschwerden

Das Auftreten und Anhalten von Beschwerden ist sehr unterschiedlich.
Die jeweils häufigsten Nennungen postoperativer Beschwerden fielen in die erste Woche nach Anlage des MBP. Ein Auftreten von Obstipation wurde mit 9 von 18 Nennungen insbesondere innerhalb der ersten Woche nach der Operation beschrieben. Erbrechen trat vor allem in den ersten Tagen sowie zwei, drei und vier Wochen nach Anlage des MBP auf. Drei Patienten benannten explizit, dass Erbrechen auf eine zu schnelle Nahrungsaufnahme zurückzuführen war. Vier Patienten zeigten ein Auftreten von Erbrechen beim Übergang von der pürierten zur festen Kostphase.
Das Auftreten von Meteorismus wurde postoperativ in 9 von 13 Fällen ebenfalls besonders innerhalb der ersten Woche beschrieben.
Vom Zeitpunkt des Auftretens der Beschwerden hält Erbrechen mit einem arithmetischen Mittel von 9 ± 6 Wochen am längsten an, wobei die Angaben von „fünf Tage“ postoperativ bis hin zu „vier Monate“ stark variieren. Der Median liegt hier ebenfalls bei neun Wochen.

Patienten zeigten durchschnittlich 3,4 Wochen Obstipation, wobei der Median hier bei zwei Wochen liegt und damit den Extremwert „13 Wochen" ausgrenzt. Diarrhoe wurde über einen Zeitraum von 2,8 ± 2 Wochen beschrieben; Meteorismus von 1,4 ± 1 Woche postoperativ.
16 Umfrageteilnehmer gaben an, dass sie „bis heute" unter den von ihnen angegebenen Beschwerden leiden. Die Daten wurden separat ausgewertet, da der Zeitpunkt des Auftretens der Beschwerden noch nicht als beendet angesehen werden kann. Beschwerden, die „bis heute" anhalten, gliedern sich in Erbrechen (7), Verstopfung (4) und Blähungen (5).
Bei Meteorismus beschrieben alle fünf Patienten die Beschwerden seit mindestens einem Jahr bis hin zu 4,5 Jahren zu haben. Bei Verstopfung waren es 33 Wochen bis zu drei Jahre. Erbrechen hielt mit 32 Wochen im Vergleich nicht ganz so lange an. Zu bemerken ist, dass mit 81 % ein Großteil der Patienten, die noch immer unter den Beschwerden leiden, diese schon über ein halbes Jahr zeigen.

Phasen des Kostaufbaus

Abbildung 6 zeigt den Zeitpunkt, zu dem Patienten wieder in der Lage waren, pürierte bzw. feste Nahrung in ihren Speiseplan aufzunehmen.

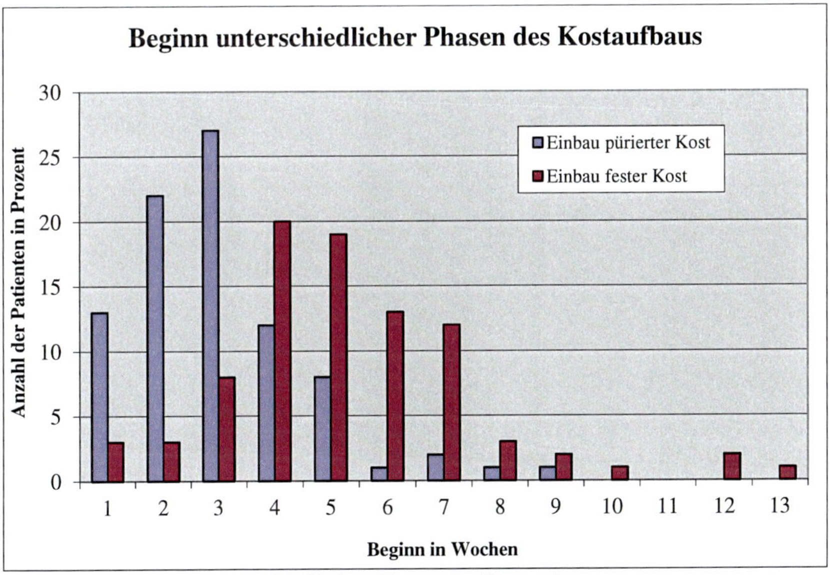

Abbildung 6: Beginn unterschiedlicher Phasen des Kostausbaus.

Insgesamt konnten je 87 Angaben zur pürierten und festen Kostphase in die Auswertung aufgenommen werden.

Das Balkendiagramm des Beginns der pürierten Kostphase ist unimodal, mit einer Spitze in der dritten Woche nach Anlage eines MBP und zeigt eine rechtsschiefe Verteilung.
13 % der Patienten berichteten, pürierte Nahrung bereits innerhalb der ersten Woche postoperativ zu verzehren, wobei nur eine Patientin überhaupt keine flüssige Kostphase einhielt. Weitere 22 % gaben an pürierte Lebensmittel eine Woche nach der Operation in den Speiseplan einbauen zu können. 62 % der Befragten berichteten innerhalb der ersten drei Wochen postoperativ wieder pürierte Kost zu verzehren.

Das Balkendiagramm des Beginns der festen Kostphase ist ebenfalls unimodal, mit einer schwachen Spitze in der vierten Woche postoperativ. Obwohl der Modus mit 20 % in der vierten Woche nach Anlage eines MBP liegt, gaben mit nur einem Prozentpunkt weniger 19 % der Patienten an, mit dem Verzehr fester Lebensmittel in der fünften Woche begonnen zu haben. Das Diagramm des Beginns der festen Kostphase zeigt eine linksschiefe Verteilung.
64 % der Patienten nach Anlage eines MBP konnten zwischen der vierten und der siebten Woche feste Kost in ihren Speiseplan einbauen. Mit 39 % fielen die meisten Nennungen der Umfrageteilnehmer in die vierte und fünfte Woche postoperativ. Nur 9 % der Patienten mit einem MBP gaben an, erst zwischen der 8. und 13. Woche feste Lebensmittel verzehren zu können, wobei keine Korrelation zwischen dem späten Einsatz der festen Kostphase und Komplikationen während der Operation festgestellt werden konnte.
Das arithmetische Mittel zeigt einen durchschnittlichen Beginn des Verzehrs pürierter Kost ab der dritten Woche sowie mit dem Verzehr fester Lebensmittel nach 5,2 Wochen.

Anfänglich besonders geeignete pürierte Lebensmittel

Auf die Frage, welche pürierten Nahrungsmittel sich besonders eignen, gaben 88 der 93 Befragten auswertbare Antworten. Aufgrund einer möglichen Mehrfachnennung wurden insgesamt 207 Antworten in die Bewertung einbezogen. Infolge sehr unterschiedlicher Nennungen wurden nur Lebensmittel in das nebenstehende Diagramm aufgenommen, die mindestens 10 % der Patienten aufführten. Wie in **Abbildung 7** zu sehen ist, beschrieben 85 % der 88 Patienten Kartoffeln als am besten geeignet. 67 % berichteten, dass püriertes Gemüse (Kartoffeln nicht einberechnet) besonders geeignet seien. 33 % gaben hierbei lediglich „Gemüse“ an, ohne eine weitere Spezifizierung vorzunehmen. Das am häufigsten genannte Gemüse war mit 27 % Möhren.

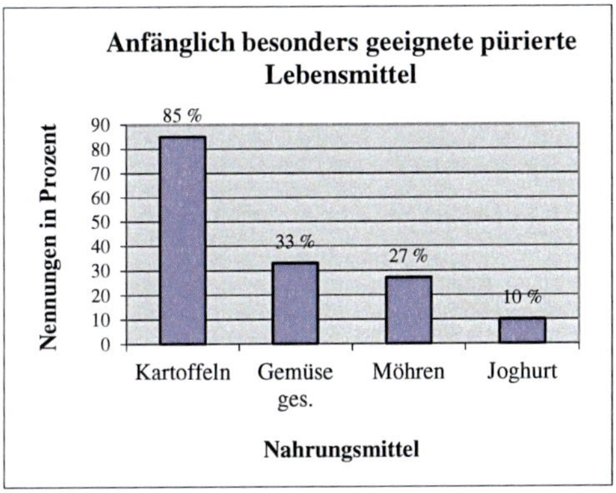

Abbildung 7: Anfänglich besonders geeignete pürierte Lebensmittel.

10 % der Umfrageteilnehmer gaben außerdem an, dass Joghurt besonders gut geeignet wäre, obwohl es sich streng genommen um kein püriertes Lebensmittel handelt.

Anfänglich besonders geeignete feste Lebensmittel

Auf die Frage, welche festen Lebensmittel sich postoperativ anfänglich besonders eignen, gaben 88 der 93 Befragten auswertbare Antworten, die in **Abbildung 7** eingesehen werden können. Zwei Probanden gaben keine Antwort, drei weitere bezogen sich nicht direkt auf die Frage.

Die 88 ausgewerteten Fragen ergaben aufgrund einer möglichen Mehrfachnennung insgesamt 278 Antworten.

Insgesamt gaben 61 % der Umfrageteilnehmer an, postoperativ Gemüse besonders gut vertragen zu haben, wobei 48 % der Befragten die Antwort „Gemüse“ nicht weiter spezifizierten.

Mit 57 % berichteten über die Hälfte der Befragten, dass Brot beim Übergang zu fester Kost anfänglich besonders geeignet war. 28 % derjenigen, die Brot nannten, gaben an, dass es sich dabei um Toast- bzw. Weißbrot handelte. 14 % nannten explizit Knäckebrot.

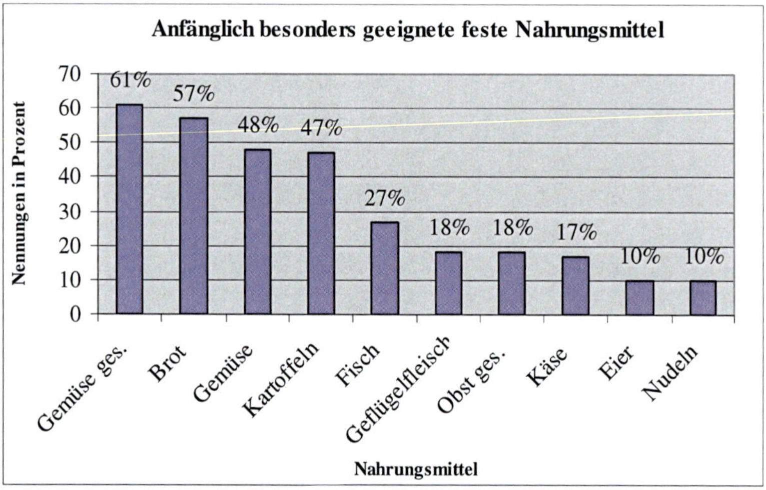

Abbildung 8: Anfänglich besonders geeignete feste Nahrungsmittel.

Am dritthäufigsten wurden mit 47 % Kartoffeln als besonders verträglich beschrieben. Als wichtiger Eiweißlieferant wird mit 27 % der Nennungen vor allem Fisch gut toleriert, gefolgt von Geflügelfleisch mit 18 % und Käse mit 17 %. 18 % der Umfrageteilnehmer benannten eine Art von Obst. Jeweils 10 % der Patienten nannten Eier und Nudeln. 7 % der Befragten gaben an, alle festen Nahrungsmittel vertragen zu haben.

Nahrungsmittelunverträglichkeiten in den ersten vier Wochen postoperativ

Auf die Frage welche Lebensmittel postoperativ in den ersten vier Wochen nicht vertragen wurden, gab es 87 auswertbare Antworten. Antworten, wie „alles außer…“ konnten nicht in die Auswertung einbezogen werden. Weitergehend gab es einige Patienten, die sich in den ersten vier Wochen noch flüssig oder püriert ernährten, so dass keine Angaben gemacht werden konnten. Nicht ausgefüllte Felder der Umfrage wurden in die Kategorie „keine Nahrungsmittelunverträglichkeiten“ gezählt.

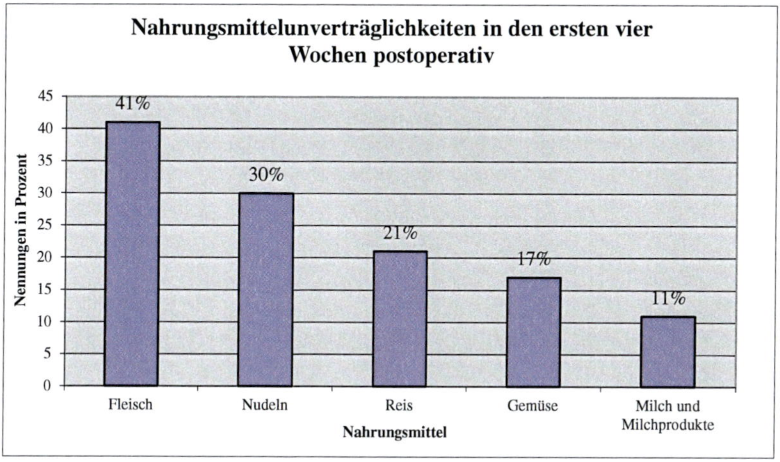

Abbildung 9: Nahrungsmittelunverträglichkeiten in den ersten vier Wochen postoperativ.

Infolge einer möglichen Mehrfachnennung wurden insgesamt 198 Nahrungsmittel genannt, die in den ersten vier Wochen nach der Operation nicht vertragen wurden. **Abbildung 9** zeigt alle Lebensmittel, die von mindestens 10 % der Teilnehmer aufgeführt wurden.

Die häufigste Unverträglichkeit bestand mit 41 % gegenüber Fleisch, wobei an dieser Stelle zu bemerken ist, dass weitere 26 % der Befragten angaben, dieses in den ersten vier Wochen aus Vorsicht weggelassen zu haben. 25 % der Patienten mit Unverträglichkeiten gegenüber Fleisch benannten explizit Schweine- und/oder Rindfleisch. Am zweithäufigsten wurden mit 30 % Unverträglichkeiten beim Verzehr von Nudeln berichtet. 14 % der Patienten hatten Nudeln jedoch abermals im ersten postoperativen Monat aus Vorsicht weggelassen (vgl. **Abb. 10**).

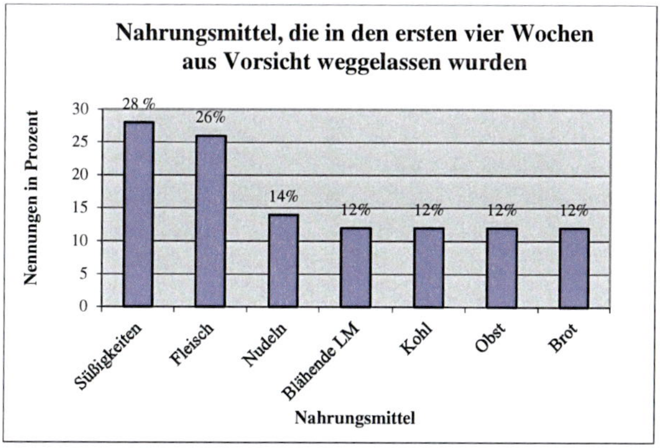

Abbildung 10: Nahrungsmittel, die in den ersten vier Wochen aus Vorsicht weggelassen wurden.

21 % der Patienten berichteten von Unverträglichkeiten gegenüber Reis, gefolgt von 17 % gegenüber Gemüse, wobei hiervon am häufigsten Schwierigkeiten bei Kohl (29 %), Paprika (21 %) und Tomaten (21 %) genannt wurden. Auch Kohl wurde von 12 % der Umfrageteilnehmer postoperativ aus Vorsicht zunächst weggelassen (vgl. **Abb. 10**).
Insgesamt gaben 20 % der Befragten an, keine Unverträglichkeiten innerhalb der ersten vier Wochen nach Anlage eines MBP gehabt zu haben.
Die größte Anzahl der Patienten (28 %) berichtete in den ersten vier Wochen postoperativ vor allem auf Süßigkeiten verzichtet zu haben. Neben Fleisch und Nudeln, berichteten Umfrageteilnehmer mit 12 % blähende Lebensmittel gemieden zu haben, wobei davon 40 % explizit blähendes Gemüse nannten. Weitere 12 % der Patienten mit einem MBP wiesen darauf hin, insbesondere Kohl, Obst und Brot im ersten Monat nach der Operation gemieden zu haben. 13 % berichteten im ersten postoperativen Monat, auf keine Lebensmittel bewusst verzichtet zu haben.

Bereiche, in denen sich Patienten postoperativ mehr Aufklärung oder Information gewünscht hätten

Insgesamt gaben 87 der Umfrageteilnehmer auswertbare Antworten. 45 % dieser wünschten sich mehr Aufklärung hinsichtlich der Ernährung. Dazu zählen u. a. Ernährungsberatung, Portionsgrößen, Supplementation, Eiweiß oder Fragen zu den unterschiedlichen Phasen des Kostaufbaus. 9 % wünschten sich mehr medizinische Aufklärung hinsichtlich einzunehmender Medikamente und deren Wirkung bzw. veränderter Wirkung. Mit jeweils 8 % wurden eine bessere Nachsorge sowie Aufklärung über Nebenwirkungen und Folgen der Magenbypassoperation gewünscht. 31 % waren mit ihrer Betreuung zufrieden.
Auf die Frage welche Tipps die Umfrageteilnehmer anderen Patienten mit einem MBP geben würden, antworteten 45 % der Befragten, dass Patienten postoperativ vor allem vorsichtig selbst ausprobieren müssen was sie vertragen. Besonders häufig wurde in diesem Zusammenhang auf die Bedeutung des langsamen Essens und ausreichenden Kauens hingewiesen.
24 % der Befragten raten anderen Patienten mit einem MBP besonders auf ihre postoperative Ernährung zu achten. 52 % hiervon empfehlen explizit eine gute Ernährungsberatung vor und/oder nach der Operation. 33 % halten das Einhalten der Kostphasen für besonders wichtig.

3.7.4 Diskussion

Die Erhebung zeigt einen großen Bedarf an postoperativer Ernährungsberatung, die auf die speziellen Bedürfnisse nach Anlage eines MBP bzw.

Durchführung einer im weiteren Sinne gewichtsreduzierenden Magenoperation ausgerichtet ist.
Neben dem expliziten Wunsch von 45 % der Befragten nach mehr Informationen, z. B. hinsichtlich des Kostaufbaus, Nährstoffbedarfs sowie Portionsgrößen, zeigt auch ein Auftreten von ernährungsbedingten Beschwerden nach der Operation bei 55 % der Umfrageteilnehmer den Bedarf an postoperativer Ernährungsnachsorge. Vor allem Erbrechen, welches 34 % der Patienten nannten sowie Diarrhoe, welche 11 % angaben, können eine schwere Nährstoffunterversorgung nach sich ziehen und sind zumeist auf ein ungünstiges Essverhalten zurückzuführen.

Die Befragung zum Kostaufbau nach Anlage eines MBP zeigt, dass dieser sehr individuell ist. Die Patienten berichteten durchschnittlich ab der dritten Woche pürierte Lebensmittel verzehren zu können. Dennoch reichen die Angaben beim Einbau von pürierter Kost von unmittelbar postoperativ bis zu neun Wochen nach der Operation. Die Ergebnisse der eigenen Erhebung entsprechen somit der Literatur, in welcher Autoren einen Einbau pürierter und weicher Kost zwischen dem vierten Tag bis vier Wochen postoperativ empfehlen.
Weiner (2010) befürwortet, mit einem Hinweis auf die zunächst sehr kleinen Nahrungsmengen, den Beginn ab dem vierten Tag. Die amerikanischen Leitlinien um Mechanick et al. (2008) empfehlen einen Einbau von weichen, proteinreichen Lebensmitteln wie z. B. Hüttenkäse, Eier, Fisch, gekochte Bohnen ab dem 10. bis 14. Tag postoperativ. Elliot (2003) bemerkt, dass Patienten 10 bis 14 Tage nach der Operation von einem steigenden Appetit- und Hungergefühl berichten und hält fest, dass pürierte Kost postoperativ etwa nach ein bis zwei Wochen verzehrt wird. Einen Einbau von weicher Kost bzw. dem Verzehr von Lebensmitteln mit einer weichen Konsistenz empfiehlt er etwa ab der vierten Woche postoperativ. Andere Autoren empfehlen pürierte Lebensmittel postoperativ nach zwei bis drei Wochen in den Speiseplan aufzunehmen (Aills et al. 2008, Parkes 2006).
Die Teilnehmer der Umfrage berichteten ab durchschnittlich 5,2 Wochen postoperativ feste Lebensmittel verzehren zu können. Der Beginn der festen Kostphase reichte von wenigen Tagen postoperativ bis hin zu 13 Wochen nach Anlage des MBP, mit einer schwachen Spitzennennung ab der vierten Woche nach der Operation.
Die Literaturempfehlungen zum Einbau von fester Kost nach Anlage eines MBP sind weniger präzise. Parkes (2006) berichtet, dass feste Lebensmittel den Speiseplan bei guter Verträglichkeit von weicher Kost vorsichtig ergänzen können. Weiner (2010) empfiehlt einen langsamen Übergang zu

einer normalen Ernährung ab der vierten Woche postoperativ. Andere Autoren sprechen von einem Erreichen einer regulären Ernährung mit der fünften bis achten Woche (Aills et al. 2008) bzw. bis zur zwölften Woche nach der Operation (Moizé et al. 2003, Wardé-Kamar et al. 2004). Das Ergebnis der Onlineerhebung unterstützt einen Einbau von fester Kost ab der vierten Woche. Lediglich drei Prozent der Umfrageteilnehmer berichteten von dem Beginn der festen Kostphase zwischen der 12. und 13. Woche postoperativ. Eine Aussage, zu welchem Zeitpunkt Patienten postoperativ zu einer regulären Ernährung zurückkehren, kann nicht getroffen werden.

Die Onlineerhebung bestätigt ein häufiges Auftreten von Intoleranzen gegenüber Fleisch in den ersten vier Wochen nach Anlage des MBP. 41 % der Befragten beschrieben Unverträglichkeiten bei Fleisch, wobei weitere 26 % der Patienten angaben, dieses in den ersten vier Wochen aus Vorsicht weggelassen zu haben. In der Onlinebefragung wurden jedoch lediglich Nahrungsmittelintoleranzen innerhalb der ersten vier Wochen erhoben, so dass keine Aussagen über einen langfristigen Verlauf der Unverträglichkeiten getroffen werden können.
Während in der Literatur häufig ein relativer Laktasemangel beschrieben wird (Weiner 2009), berichteten in der Onlinebefragung lediglich 11 % der Teilnehmer von Unverträglichkeiten gegenüber Milch und Milchprodukten.

Aufgrund der internetgestützten Durchführung umfasst die Befragung von 104 Teilnehmern bzw. 93 auswertbaren Ergebnissen eine größere Stichprobe, die in die Erhebung eingeschlossen werden kann. Infolge der Onlinebefragung war eine deutschlandweite Stichprobe möglich, wobei sich diese auf Internetnutzer beschränkte.
Die größte Einschränkung der explorativen Befragung ist es, dass es sich um keine kontrollierte Erhebung handelt, sondern die Ergebnisse auf retrospektiven Angaben der Patienten und damit dem Erinnerungsvermögen der Teilnehmer basieren. Es konnte nicht zudem sichergestellt werden, dass tatsächlich nur Personen mit einem MBP an der Umfrage teilnahmen.
Als eine weitere Einschränkung der Untersuchung kann das Vorgeben von Beispielen in Frage drei angesehen werden. Obwohl der Pretest zeigte, dass diese nötig waren, um ein richtiges Verständnis der Frage zu gewährleisten, ist es auffällig, dass die genannten Beispiele die häufigsten Antworten der Befragten repräsentieren. Eine Beeinflussung kann nicht ausgeschlossen werden. Aus diesem Grund wurden für die Fragen nach der Verträglichkeit von Lebensmitteln keine Kategorien vorgegeben. Dieses führte auf der anderen Seite jedoch zu einer sehr breiten Lebensmittelauswahl in-

nerhalb der Nennungen und bietet daher die Gefahr, vor allem bei einem zügigen Ausfüllen der Umfrage, wichtige Nahrungsmittel zu vergessen.

Die vorliegende Onlinebefragung diente im Sinne einer explorativen Erhebung vorwiegend einem Aufdecken von wichtigen Ansatzpunkten für die Ernährungsberatung von Patienten nach Anlage eines MBP. Abschließend lässt sich sagen, dass die Onlinebefragung bereits gute Anhaltspunkte für praktische Ernährungsempfehlungen bietet.
Um vor allem langfristige, repräsentative Aussagen über die Verträglichkeit von Lebensmitteln nach Anlage eines MBP treffen zu können, sind weitere Untersuchungen notwendig. Im Rahmen einer umfangreicheren Erhebung wären vorgegebene Lebensmittelkategorien durchaus zu erwägen. Interessant ist es ebenso, einen möglichen Zusammenhang zwischen einem früheren Beginn der Kostphasen und dem Auftreten von Unverträglichkeiten zu untersuchen.

3.8 Ableitung praktischer Ernährungsempfehlungen

Zum besseren Verständnis wie die Ernährung eines Patienten etwa einen Monat nach Anlage eines MBP aussehen könnte, dient der folgende, auf Erfahrungswerten basierende, exemplarische Speiseplan.
Neben den drei Hauptmahlzeiten enthält der exemplarische Speiseplan zunächst eine Zwischenmahlzeit. Ein bis zwei Zwischenmahlzeiten können aufgrund der überaus geringen Essensmengen anfänglich sinnvoll sein, um die Nahrungsmengen und Nährstoffversorgung etwas zu erhöhen. Viele Patienten haben jedoch Schwierigkeiten ihre Trinkmenge von mindestens 1,5 l am Tag zu erreichen, so dass mit den geforderten Trinkpausen von mindestens 30 Minuten vor und nach den Mahlzeiten oft nur drei bis vier Mahlzeiten möglich sind und eine ausreichende Supplementation in diesem Falle von noch größerer Bedeutung ist.

Wie bereits beschrieben, sind die Essensmengen sowie das Durchlaufen der Phasen des Kostaufbaus sehr individuell, so dass **Tabelle 16** nur einen Anhaltspunkt darstellen kann und im Hinblick auf individuelle Verträglichkeit und Möglichkeiten angepasst werden muss.

Tabelle 16: Beispielspeiseplan etwa vier Wochen nach Anlage eines MBP, ohne Nahrungsergänzungsmittel. Quelle der Nährwertangaben: EBISpro 2011.

	Menge	Lebensmittel	kcal	KH (g)	Fett (g)	EW (g)	Ca (mg)
	200 ml	stilles Wasser/ungesüßten Tee					
Frühstück	3 EL	**Naturjoghurt, 1,5 % Fett***	29,5	2,7	1,0	2,1	68,4
	30 g	**Mandarine**	15,1	3,0	0,1	0,2	9,9
	400 ml	stilles Wasser/ungesüßten Tee					
Mittag	40 g	**Seelachs**	45,9	0,0	1,1	8,9	0,0
	25 g	**Gemüse, z. B. Brokkoli**	7,1	0,7	0,1	0,9	14,8
	1 EL	**Kartoffeln**	14,1	3,0	0,0	0,4	1,8
	1 EL	**Kräuterquark, 20 %***	21,9	0,5	1,0	2,5	17,0
	1 TL	**Rapsöl**	44,2	0,0	5,0	0,0	0,0
	300 ml	stilles Wasser/ungesüßten Tee					
ZM	3 EL	**Magerquark***	43,6	1,9	0,1	8,1	55,2
	1 EL	**Milch, 1,5 % Fett***	7,2	0,7	0,2	0,5	17,7
	1 EL	**Obst, z. B. Apfelmark**	12,2	2,9	0,0	0,1	1,0
	200 ml	stilles Wasser/ungesüßten Tee					
Abendbrot	½ Scheibe	**Grahambrot**	40,9	7,9	0,2	1,7	8,4
	1 TL	**Körniger Frischkäse***	5,7	0,2	0,1	0,9	4,8
	½ Scheibe	**Käse, 30 % Fett i. Tr.**	56,1	0,0	3,9	5,3	176,4
	20 g	**Kohlrabi**	4,9	0,7	0,0	0,4	13,6
	400 ml	stilles Wasser/ungesüßten Tee					
* evtl. laktosefrei		**IST:**	**348,4**	**24,2**	**12,8**	**32,0**	**389**
		SOLL:				**≥ 60**	**≥ 1500**

Ergänzungspräparat z. B. Eiweißshake Protein 88:
(200 ml 1,5 % Milch + 30 g Resource Protein 88-Pulver)
206,8 kcal, 10,3 g KH, 3,4 g Fett, 33,2 g EW, 656 mg Ca

	kcal	KH (g)	Fett (g)	EW (g)	Ca (mg)
→ Nährwerte des Speiseplans mit z. B. Protein 88 als Frühstücksersatz	**510,6**	**28,8**	**15,1**	**62,9**	**966,7**

Die Nährwertberechnungen zeigen, dass eine ausreichende Versorgung der aufgeführten Nährstoffe infolge der überaus geringen Portionsgrößen zunächst nicht gewährleistet werden kann (vgl. **Tab. 16**), so dass eine kontinuierliche Supplementation notwendig ist. Die Zufuhrempfehlung für die Proteinaufnahme von mindestens 60 g täglich, kann auch mithilfe des in **Tabelle 16** dargestellten, besonders eiweißreichen Beispielessensplans nur zur Hälfte gedeckt werden; die empfohlene Calciumzufuhr von mindestens 1500 mg sogar nur zu ¼. Trinken Patienten täglich einen Eiweißshake, so ist es möglich, den Proteinbedarf von mindestens 60 g/Tag zu decken. Die Calciumzufuhr liegt dennoch weiterhin so niedrig, dass nach Anlage eines MBP zunächst eine tägliche Supplementation von mindestens 1000 mg zusätzlich zur regulären Ernährung notwendig ist. Bei der Verwendung eines

Eiweißshakes ist darauf zu achten, dass 200 ml anfänglich zu viel für eine Mahlzeit sind und z. B. auf eine Haupt- und Zwischenmahlzeit aufgeteilt werden sollten.
In der Praxis zeigen Essprotokolle postoperativ häufig eine deutlich eiweißärmere Lebensmittelauswahl. Insbesondere wenn sich Patienten vegetarisch ernähren oder (zunächst) Schwierigkeiten mit der Verträglichkeit von Fleisch oder Fisch haben, liegt die tägliche Eiweißaufnahme über eine reguläre Ernährung oftmals unter 20 g am Tag. Wird der tägliche Eiweißshake zunächst auf zwei Mahlzeiten aufgeteilt, bleibt oft kein Platz für eine weitere eiweißreiche Zwischenmahlzeit. Ist dies der Fall, wird ohnehin keine Zwischenmahlzeit gegessen oder besteht diese z. B. lediglich aus Obst, so erreichen Patienten mit unter 15 g Eiweiß am Tag rasch nur ¼ der täglichen Eiweißempfehlung über ihre Lebensmittelauswahl.
Neben einer infolgedessen unbedingt notwendigen Supplementation, ist es essentiell, frühzeitig eine ausgewogene Ernährung zu initiieren, um im Hinblick auf steigende Nahrungsmengen, neben einer bestmöglichen Versorgung, die Voraussetzung für einen optimalen Gewichtsverlust zu ermöglichen.

Auch bei genauer Einhaltung der Empfehlungen zum Essverhalten werden sich die Portionsgrößen im Laufe der Zeit vergrößern. Die tatsächlich möglichen und nötigen Mengen sind individuell sehr unterschiedlich, so dass keine einheitlichen Empfehlungen gegeben werden können. Die in **Tabelle 17** und **18** dargestellten Beispielessenspläne verdeutlichen jedoch, dass auch bei zunehmenden Portionsgrößen der Nährstoffbedarf nur schwer gedeckt werden kann. Erreicht ein Patient Monate nach der Operation eine Lebensmittelauswahl und -menge, die eine Eiweißzufuhr von durchschnittlich mindestens 40 g am Tag ermöglicht (vgl. **Tab. 17**), so kann es ausreichend sein, nur alle zwei Tage einen Proteinshake zu trinken. Um eine adäquate Nährstoffversorgung sicherzustellen, ist es jedoch dringend anzuraten, ein Eiweißergänzungspräparat zuzuführen, bis eine ausgewogene, eiweißreiche Ernährung eine durchschnittliche Proteinzufuhr von mindestens 60 g täglich gewährleistet. Die Einnahme eines Calcium- und Multivitaminpräparats sollte voraussichtlich lebenslang erfolgen.

Tabelle 17: Beispielspeiseplan mit 40 g Eiweiß am Tag, ohne Nahrungsergänzungsmittel. Quelle der Nährwertangaben: EBISpro 2011.

	Menge	Lebensmittel	kcal	KH (g)	Fett (g)	EW (g)	Ca (mg)
Frühstück	3 EL	**Getreideflocken**	106,3	17,9	2,0	4,0	4,8
	50 g	**Obst, z. B. Himbeeren**	17,0	2,4	0,2	0,6	20,0
	120 ml	**Milch, 1,5 %**	57,6	5,8	1,9	4,1	141,6
Mittag	70 g	**Hühnchen ohne Haut**	71,3	0,0	0,5	16,5	9,8
	100 g	**Gemüse, z.B. Möhren**	33,2	6,9	0,2	0,8	22,0
	1 kl.	**Kartoffel**	42,3	7,5	0,0	0,9	4,5
	1 EL	**Rapsöl**	88,4	0,0	10,0	0,0	0,0
ZM	120 g	**Naturjoghurt, 1,5 %**	59,1	5,4	1,9	4,3	136,8
	40 g	**Obst, z. B. Mandarine**	20,1	4,0	0,1	0,3	13,2
Abendbrot	½	**Brötchen**	58,9	11,2	0,5	2,3	26,6
	1 TL	**Magerquark**	5,1	0,2	0,0	0,9	6,4
	½ Scheibe	**Käse, 30 % Fett i. Tr.**	56,1	0,0	3,9	5,3	176,4
	3	**Cocktailtomaten**	7,0	1,0	0,1	0,4	3,6
			606,6	**62,3** (42 %)	**21,2** (31 %)	**40,5** (27 %)	**565,8**

Soll: 420 g EW/Wo. – **IST:** 283 g EW/Wo.
Fazit: Minus von 137 g EW/Wo. → Ergänzung durch ein Eiweißpräparat mindestens alle zwei Tage empfehlenswert. Die tägliche Einnahme von Vitamin- und Calciumpräparaten ist weiterhin dringend erforderlich.

Tabelle 18: Beispielspeiseplan mit 60 g Eiweiß am Tag, ohne Nahrungsergänzungsmittel. Quelle der Nährwertangaben: EBISpro 2011.

	Menge	Lebensmittel	kcal	KH (g)	Fett (g)	EW (g)	Ca (mg)
Früh-stück	4 EL	**Getreideflocken**	141,8	23,8	2,7	5,3	6,4
	125 g	**Obst, z. B. Apfel**	76,2	17,9	0,1	0,4	6,3
	200 ml	**Milch, 1,5 %**	96,1	9,6	3,2	6,8	236,0
Mittag	80 g	**Lachs**	144,0	0,0	9,0	15,9	0,0
	150 g	**Gemüse, z.B. Brokkoli**	42,3	4,0	0,3	5,7	88,5
	80 g	**Kartoffel**	56,4	12,0	0,0	1,5	7,2
	1 EL	**Rapsöl**	88,4	0,0	10,0	0,0	0,0
ZM	75 g	**Magerquark**	54,5	2,4	0,2	10,1	69,0
	20 ml	**Milch, 1,5 %**	9,6	1,0	0,3	0,7	23,6
	1 TL	**Zucker**	20,3	5,0	0,0	0,0	0,1
	40 g	**Obst, z. B. Himbeeren**	13,6	1,9	0,1	0,5	16,0
Abend-brot	1 Scheibe	**Vollkornbrot**	98,9	19,4	0,6	3,6	18,5
	1 EL	**Magerquark**	10,9	0,5	0,0	2,0	13,8
	1 Scheibe	**Käse, 30 % Fett i. Tr.**	74,9	0,0	5,2	7,1	235,2
	60 g	**Salatgurke**	7,3	1,1	0,1	0,4	9,6
			935,1	**98,6** (43 %)	**31,7** (30 %)	**60,1** (26 %)	**730,1**

Bei täglicher Erreichung einer Eiweißzufuhr von mindestens 60 g ist keine regelmäßige Ergänzung durch ein Eiweißpräparat notwendig. Die Einnahme von Vitamin- und Calciumpräparaten ist jedoch weiterhin erforderlich. Erfahrungsgemäß ist ein Großteil der Patienten erst über ein Jahr nach Anlage eines MBP in der Lage, die empfohlene Eiweißzufuhr von mindestens 60 g täglich über eine ausgewogene Ernährung zu erreichen (vgl. **Tab. 18**). Zu diesem Zeitpunkt ist es, in Rücksprache mit dem behandelnden Arzt, unter Umständen auch möglich, die Calciumzufuhr anzupassen und zusätzlich nur noch 500 bis 1000 mg täglich einzunehmen. Beachtet werden muss bei Einstellung des Eiweißpräparats jedoch auch der Verlust der darin enthaltenen Calciummenge. Anzumerken ist zudem, dass die Beispielspeisepläne besonders proteinreich sind und es sich bei 60 g Eiweiß täglich lediglich um die Mindestempfehlung handelt. Bezieht man sich bei der Berechnung des täglichen Proteinbedarfs, besonders in den ersten Monaten, aufgrund der katabolen Stoffwechsellage auf die diskutierte Empfehlung von 1,5 g Eiweiß pro kg Körpergewicht (KG), sind deutlich höhere Eiweißmengen notwendig. Für einen Patienten von 1, 65 m liegt das Normalgewicht durchschnittlich bei etwa 60 kg und der Eiweißbedarf/kg KG somit bei 90 g. Die Beispielspeisepläne und Dauer der Supplementation sind demzufolge den individuellen Gegebenheiten, Kostaufbau sowie Gesundheitszustand der Patienten anzupassen.

3.8.1 Phasen des Kostaufbaus

Nach Anlage eines MBP muss die Ernährung verschiedene Anforderungen erfüllen. Zunächst ist eine adäquate Energie- und Nährstoffzufuhr erforderlich, um Heilungsprozesse zu unterstützen und während Phasen starken Gewichtsverlustes nach Möglichkeit die Erhaltung fettfreier Körpermasse sicherzustellen. Neben einer bestmöglichen Nährstoffversorgung soll die postoperative Ernährung die Gewichtsreduktion maximieren und die Gewichtsabnahme langfristig stabilisieren sowie das Auftreten von Dumping-Syndrom und Unverträglichkeiten möglichst vermeiden. Zur Erreichung dieser Ziele werden in der Praxis unterschiedliche Phasen des Kostaufbaus befürwortet (Aills et al. 2008) (vgl. **Abb. 11**).

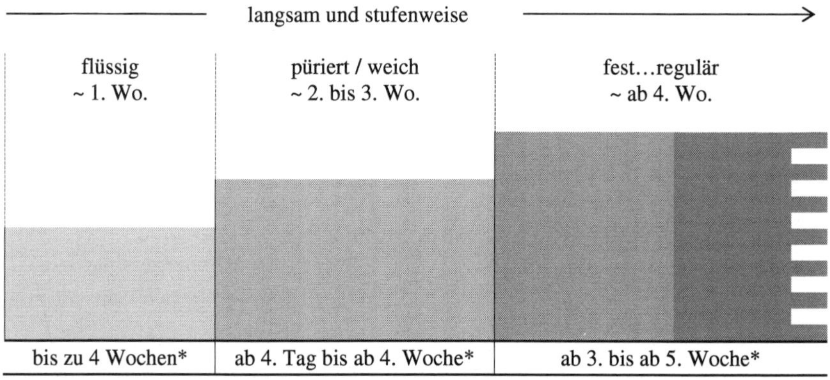

Abbildung 11: Phasen des Kostaufbaus nach Magenbypass.
Quelle: in Anlehnung an die Empfehlungen aus 3.8.1. *Empfehlungen in der Literatur

Eine Befragung von Diätassistenten bzw. Ernährungswissenschaftlern der American Society for Metabolic and Bariatric Surgery aus dem Jahr 2007, ergab hinsichtlich des Textur- und Kostaufbaus folgende Ergebnisse: Die meisten Ernährungsfachkräfte berichteten von einem Kostaufbau beginnend mit einer „clear liquid“ (95 %), über eine „full liquid“ (94 %), „pürierte“ (77 %) bis „weiche“ (67 %) Ernährung nach bariatrischen Operationen. 87 % der Befragten gaben an, abschließend eine reguläre, fett- und zuckerarme und/oder Ballaststoff-reduzierte Ernährung zu empfehlen (Aills et al. 2008).
Wie schnell Patienten die Phasen des Kostaufbaus durchlaufen und zu welchem Zeitpunkt feste Nahrung wieder vertragen wird, ist sehr individuell. Auch die Portionsgrößen sind stark von der Toleranz der Patienten und der

Einhaltung postoperativer Ernährungsempfehlungen abhängig. Ein Kostaufbau von flüssiger über pürierte bis hin zu weicher Kost, kann innerhalb von einer Woche geschehen. Grundsätzlich sollte der Übergang zu fester Kost postoperativ jedoch langsam und stufenweise erfolgen (Marcason 2004). Empfehlungen variieren zwischen Experten z. T. noch immer deutlich und sind abhängig vom chirurgischen Verfahren. Auch unterscheiden sich Patienten in ihrer Bereitwilligkeit diese zu befolgen (Elliot 2003). Die folgenden Empfehlungen sind besonders üblich:

Flüssige Kost

Nach Anlage eines MBP sollte zunächst ausschließlich flüssige Kost zugeführt werden. Die Flüssigphase stellt eine Art medizinische Schutzphase dar, soll Unverträglichkeiten und Beschwerden wie beispielsweise Übelkeit und Erbrechen vermeiden und dient ebenfalls als deutliches Zeichen, dass der Magenbypass Veränderung bedeutet. Die Flüssigphase ermöglicht Patienten, vorsichtig Erfahrungen zu sammeln, wie der neue Magendarmtrakt auf Essen und Trinken reagiert. Ziel ist es, genau zu beobachten, wie sich Hunger und Sättigung mit dem neuen Magenpouch anfühlen und wann eine Mahlzeit beendet werden muss. Manche Patienten verspüren nach der Operation zunächst kaum bis gar keinen Hunger. Dennoch ist es notwendig, regelmäßig und mindestens drei Mahlzeiten am Tag zu essen. Es empfiehlt sich, die im Krankenhaus begonnene flüssige Kostphase nach der Entlassung aus dem Krankenhaus für etwa eine Woche weiterzuführen (s. **Tab. 19**).

Die Phase der flüssigen Ernährung kann in eine „clear liquid" und „full liquid diet" unterschieden werden, in der zunächst nur Wasser und Tee aufgenommen werden (clear liquid) und erst bei guter Verträglichkeit Flüssigkeiten, die beispielsweise Eiweiß enthalten (full liquid) (Parkes 2006).

Während der ersten Tage sollten nur sehr kleine Mengen konsumiert werden. Autoren empfehlen einen langsamen Kostaufbau mit einer Aufnahme von etwa 30 ml Wasser pro Stunde (Marcason 2004, Weiner 2010). Sobald der Patient dies schluckweise verträgt kann die Trinkmenge auf bis zu 60 ml pro Stunde erhöht werden. Zusätzlich zu Wasser und Tee kann dreimal täglich eine enterale Standardlösung mit unterschiedlichen Geschmacksrichtungen (Weiner 2010) sowie Brühe oder Bouillon gereicht werden (Elliot 2003). Im Gegensatz zu regulären Phasen einer flüssigen Ernährung sollten Getränke mit Kohlensäure, Koffein oder Zuckerzusatz vermieden werden (Parkes 2006).

Üblicherweise können Patienten nach ein bis zwei Tagen Flüssigkeiten wie Milch oder Proteinsupplemente einbauen und beginnen somit die Phase der „full liquid diet" (Aills et al. 2008, Elliot 2003, Parkes 2006). Bei einem

MBP sollte aufgrund der Gefahr eines Dumping-Syndroms auf isolierte Zucker in konzentrierter Form verzichtet werden (Elliot 2003). Wegen des natürlichen Zuckergehaltes von Fruchtsäften gibt es Experten, die diese weder während der „clear“ noch der „full liquid diet“ erlauben (Parkes 2006). Elliot (2003) führt auf, dass Saft hyperosmotisch ist und eine höhere Konzentration an Zucker aufweist als Softdrinks, so dass Säfte infolgedessen in jedem Fall aus der Phase der flüssigen Ernährung ausgeschlossen werden sollten. Milch, die jedoch etwa die gleiche Menge natürlichen Zucker enthält wie Saft, gilt postoperativ gemeinhin als geeignete Flüssigkeit. Die im Fruchtsaft enthaltenen Kalorien können problematisch werden, wenn Patienten wieder in der Lage sind normale Nahrung zu sich zu nehmen und sich die enthaltene Energie zur täglichen Kalorienaufnahme addiert. In den ersten Wochen nach der Operation sind die Nahrungsmengen jedoch so gering, dass sich Fruchtsäfte nicht negativ auf die tägliche Kalorienaufnahme auswirken und eine vitaminreiche Abwechslung darstellen (Parkes 2006). Eine Verträglichkeit von kleinen, verdünnten Mengen Fruchtsaft ohne zugesetzten Zucker sollte infolgedessen individuell ausprobiert werden.

Eine Portion besteht in den ersten Wochen häufig nur aus einigen wenigen Tee- bzw. Esslöffeln. Die extrem kleinen Portionsgrößen erfordern eine erhebliche Umstellung, so dass es sich empfiehlt, zunächst von einem kleinen Teller zu essen und kleines Besteck wie Kuchengabel oder Teelöffel zu verwenden.

Tabelle 19: Flüssigkeitszufuhr und geeignete Lebensmittel ab dem 3. Tag nach MBP.

Flüssigkeitszufuhr und geeignete Lebensmittel ab dem 3. Tag
▪ klare Suppen, Brühe ▪ fettarme Milch, Buttermilch, Naturjoghurt ▪ fein pürierte Gemüsesuppen ▪ Apfelmark/ungesüßtes Apfelmus
Geeignete Gewürze: ▪ milde Kräuter wie z. B. Rosmarin, Basilikum, Kümmel
Geeignete Getränke: ▪ ungesüßter Tee, Mineralwasser ohne Kohlensäure ▪ ggf. verdünnter Fruchtsaft ohne Zuckerzusatz

Pürierte bis weiche Kost

Wird eine flüssige Ernährung toleriert, können stufenweise pürierte bis weiche Nahrungsmittel, mit einem niedrigen Fett- und Zuckergehalt den Speiseplan ergänzen.

Autoren empfehlen einen Einbau von pürierter und weicher Kost zwischen dem vierten Tag bis vier Wochen nach Anlage eines MBP (vgl. 3.7.4). Im Rahmen der eigenen Erhebung berichteten 35 % der Patienten pürierte Lebensmittel innerhalb der ersten zwei Wochen verzehren zu können, weitere 27 % ab der dritten Woche (vgl. 3.7.3).

Tabelle 20: Lebensmittelauswahl ab der 2. Woche nach MBP.

Lebensmittelgruppe	Geeignete Lebensmittel ab der 2. Woche
Milch- und Milchprodukte	**Fettarme Produkte ohne zugesetzten Zucker** wie z. B. Magerquark, Milch 1,5 %, Kefir, Buttermilch, Naturjoghurt, Käsesorten bis 30 % Fett
Fisch	**Magere Sorten:** Seelachs, Kabeljau, Heilbutt, Schellfisch, Scholle, Seezunge, Flunder, Seehecht, Steinbutt, Rotbarsch, Forelle, Hecht, Zander – *gekocht oder gedünstet, ohne Panade*
Fleisch und Wurstwaren	**Bei Verträglichkeit:** mageres, zartes Fleisch von Kalb, Huhn, Pute – *gekocht, gedünstet und zunächst püriert*
Eier	Weiches Ei, fettarm zubereitetes Rührei
Getreideprodukte und Kartoffeln	Salz- und Pellkartoffeln, selbst hergestelltes Kartoffelpüree, Weizen, Hafer, ggf. Roggen und *bei Verträglichkeit daraus hergestellte* Brote, Toastbrot, Zwieback
Gemüse	**Blähungsarme Gemüsesorten** wie z. B. Möhren, Zucchini, Kürbis, Blumenkohl – *zunächst geschält und püriert*
Obst	**Säure- und faserarme Obstsorten:** Apfel, Birne, Melone, Mango, Pfirsich, Banane, evtl. Mandarinen – *zunächst geschält und püriert*
Fette und Öle	**Kleine Mengen:** Pflanzenöle, z. B. Rapsöl, Olivenöl
Getränke	Ungesüßter Tee, Mineralwasser ohne Kohlensäure
Gewürze	Frische oder getrocknete Kräuter *– i. d. R. nicht verträglich: alle scharfen Gewürze wie z. B. Pfeffer, Chili, Senf, Knoblauch*

Neben dem eigenen Pürieren leicht verträglicher Lebensmittel kann aus Gründen der Zeitknappheit in Ausnahmefällen (!) auch Babynahrung verwendet werden (Parkes 2006).

Feste Kost

Werden weiche Lebensmittel vom Patienten gut vertragen, können ab der vierten Woche vorsichtig feste Nahrungsmittel in den Speiseplan aufgenommen werden (vgl. **Tab. 21**), um den langsamen Übergang zu einer normalen Ernährung zu beginnen.

Wirth zufolge (2008) können feste Lebensmittel drei bis sechs Wochen postoperativ die flüssige Kost ergänzen. Während Weiner (2010) bei guter Verträglichkeit von weicher Kost einen langsamen Übergang zu einer

normalen Ernährung ab der vierten Woche empfiehlt, sprechen andere Autoren von einem Erreichen einer regulären Ernährung bis zur zwölften Woche nach der Operation (Wardé-Kamar et al. 2004, Moizé et al. 2003).
Das Ergebnis der Onlineerhebung unterstützt einen Einbau von fester Kost ab der vierten Woche.
In der amerikanischen Leitlinie von Mechanick et al. (2008) wird eine deutliche Einschränkung kohlenhydratreicher Lebensmittel wie Reis, Brot und Nudeln zu Gunsten von eiweißreichen Lebensmitteln empfohlen, bis ein täglicher Verzehr von 60 g Eiweiß sowie zusätzliches Obst und Gemüse möglich sind.

Tabelle 21: Lebensmittelauswahl ab der 4. Woche nach MBP.

Lebensmittelgruppe	Geeignete Lebensmittel ab der 4. Woche
Milch- und Milchprodukte	*Alle fettarmen Produkte ohne zugesetzten Zucker wie z. B.* Magerquark, Milch 1,5 %, Kefir, Buttermilch, Naturjoghurt, in Maßen Käsesorten bis 45 % Fett i. Tr.
Fisch	**Magere Sorten:** Seelachs, Kabeljau, Heilbutt, Schellfisch, Scholle, Seezunge, Flunder, Seehecht, Steinbutt, Rotbarsch, Forelle, Hecht, Zander – *gekocht/gedünstet, ohne Panade* **Fettreiche Sorten in kleinen Mengen 1-2x/Wo.:** Lachs, Makrele, Hering
Fleisch	**Zunächst:** mageres, zartes Fleisch von Kalb, Huhn, Pute, Truthahn, Lamm, Kaninchen **In der Regel schlecht verträglich:** zähes, faseriges Fleisch von v. a. Rind, Schwein
Wurstwaren	Geflügelaufschnitt, Corned Beef, Bratenaufschnitt, Aspikware
Schalen- und Krustentiere	*In der Regel schlecht verträglich*
Eier	Hart oder weich gekochtes Ei, Rührei, Spiegelei
Getreideprodukte	Weizen, Hafer, Roggen, Hirse **Bei Verträglichkeit:** Nudeln, Reis
Kartoffeln	Pell-/Salzkartoffeln, selbst hergestelltes Kartoffelpüree
Brot und Backwaren	Fein gemahlenes Vollkornbrot und -brötchen, z. B. Weizen, Hafer, Roggen
Hülsenfrüchte	*In den nächsten Monaten vorsichtig ausprobieren*
Gemüse	**Blähungsarmes Gemüse gedünstet oder gekocht:** Möhren, Kürbis, Zucchini, Blumenkohl, Brokkoli, junger Kohlrabi, Spargelspitzen, Tomate *ggf. ohne Haut und Kerne* *sowie daraus hergestellte, fettarme* vegetarische Aufstriche **Roh:** geraspelte Möhre, zarte Blattsalate
Obst	**Säurearmes Obst, ggf. als Kompott:** Apfel, Birne, Melone, Banane, Mandarine *ggf. ohne Haut*, Aprikose, Pfirsich, Nektarine, Heidelbeeren, Erdbeeren
Nüsse	**Selten und zunächst gemahlen:** Walnüsse, Cashewkerne
Fette und Öle	**Kleine Mengen:** Pflanzenöl, z. B. Raps-, Olivenöl
Getränke	Ungesüßter Tee, Mineralwasser ohne Kohlensäure

Wichtig ist es, sich bei jeder Mahlzeit ausreichend Zeit zu nehmen, so dass alle Lebensmittel extrem gut zerkaut werden können. Es empfiehlt sich, zu jeder Mahlzeit mindestens eine halbe Stunde am Tisch zu sitzen. Dies ermöglicht es, das eigene Essverhalten in einer ruhigen und entspannten Atmosphäre bestmöglich wahrnehmen zu können und den entscheidenden Punkt der Sättigung zu bemerken, um die Nahrungsaufnahme rechtzeitig einzustellen. Entscheidend ist es jedoch auch, Mahlzeiten nicht zu stark in die Länge zu ziehen, da auch ein Magenbypass keinen Schutz vor einer kontinuierlichen Nahrungsaufnahme bietet, sondern lediglich die auf einmal verzehrte Menge begrenzt.

3.8.2 Ernährung bei Nahrungsmittelunverträglichkeiten

Die Verträglichkeit von Lebensmitteln ist sehr individuell. Die größten Schwierigkeiten scheinen postoperativ trockene, klebrige, zähe oder besonders faserige zu verursachen, so dass Lebensmittel wie z. B. Ananas, Orangen, Spargel oder Bohnen in den ersten Wochen gemieden oder nur sehr vorsichtig in den Speiseplan eingebaut werden sollten (Elliot 2003).
Die eigene Erhebung zeigt, dass in den ersten vier Wochen postoperativ vor allem Fleisch – insbesondere Rind und Schwein – schlecht vertragen wird. Darüber hinaus wurde vielfach von Unverträglichkeiten gegenüber Nudeln und Reis berichtet und Gemüse wie Kohl, Paprika und Tomaten als problematisch beschrieben, so dass ein Verzehr dieser Lebensmittel in kleinen Mengen vorsichtig ausprobiert und ggf. zunächst unterlassen werden sollte (vgl. 3.7.3). Vorsicht ist im Allgemeinen ebenso bei besonders ballaststoff- oder säurehaltigen Lebensmitteln geboten. Auch die Zubereitung (zu scharf, fettig, heiß oder kalt) kann postoperativ Beschwerden verursachen sein.

Auf einen Blick

►► **Auslöser häufiger Unverträglichkeiten**

- zuckerhaltige / sehr fettreiche Lebensmittel
- faserige Lebensmittel, z. B. Fleisch, Spargel, Blattspinat
- trockene, zähe Lebensmittel, z. B. Schinken, Krabben
- ballaststoffreiche Lebensmittel, z. B. Hülsenfrüchte
- säurehaltige Lebensmittel, z. B. Zitrusfrüchte
- sehr weiche Lebensmittel, z. B. Nudeln, Weißbrot
- scharfe Speisen, z. B. Curry
- laktosehaltige Produkte

Bei gehäuftem Auftreten von Symptomen nach der Nahrungsaufnahme ist es hilfreich, ein Ernährungsbeschwerdeprotokoll zu führen, um Rückschlüsse auf mögliche Unverträglichkeiten zu ermöglichen.

Da Fleisch, insbesondere Rind und Schwein, nach Anlage eines MBP schlecht vertragen werden, empfiehlt es sich, den Fleischverzehr postoperativ mit gekochtem Huhn zu beginnen (Weiner 2010). Auch Fisch ist eine wertvolle Eiweißquelle, die im Allgemeinen gut vertragen wird und in der Onlinebefragung sogar ein Drittel häufiger als „anfänglich besonders geeignet" empfohlen wurde als Geflügel (vgl. 3.7.3).

Bei Milch ist nach bariatrischen Operationen vor allem der Fett- und Laktosegehalt von Bedeutung. Nach einem MBP sollte Milch mit einem Fettgehalt von 1,5 % verwendet werden, da es zwar zur milderen, aber möglichen Fettmalabsorption kommen kann. Sofern Patienten Symptome einer Laktoseintoleranz zeigen, gilt es laktosefreie Milch- oder Sojaprodukte zu verwenden (Elliot 2003). Beides sind gute Alternativen, da sie im Vergleich zur herkömmlichen Milch die gleiche Menge an Protein enthalten (Parkes 2006).

Thomas und Marcus (2008) zeigten bereits, dass Low-Fat-Produkte häufiger Schwierigkeiten verursachen als Produkte mit einem normalen Fettgehalt und forderten auf, diese kritisch zu betrachten (vgl. 3.3). Problematisch ist vermutlich, dass eine Fettreduzierung in der Industrie zumeist durch Zucker und Zusatzstoffe ausgeglichen wird. Low-Fat-Produkte können infolgedessen Symptome eines Dumpings verursachen und müssen keineswegs einen niedrigen Kaloriengehalt aufweisen. Ähnlich verhält es sich mit Diätprodukten, die zwar einen niedrigeren Zuckergehalt bzw. Fruktose enthalten, jedoch häufig einen hohen Fettgehalt besitzen. Eine zu große Aufmerksamkeit gegenüber Low-Fat-Produkten und eine Überbetonung des Fettgehaltes können von der tatsächlichen Kalorienaufnahme ablenken (Mallory 1992, Thomas, Marcus 2008), so dass Patienten durchaus geraten werden sollte, gelegentlich Kalorien- und Fettangaben auf den Produkten zu vergleichen. Auch zu erwähnen ist, dass fettarme Produkte, mit dem Argument, dass sie weniger Kalorien hätten, nun keinesfalls großzügiger oder gar in doppelter Menge verwendet werden sollten. Mehrere Monate nach Anlage eines MBP infolgedessen nun z. B. Weingummi zu essen, wenn das Verlangen auf Schokolade groß ist, führt häufig dazu, dass die Schokolade im Nachhinein trotzdem und noch zusätzlich verzehrt wird. Ernährungsgewohnheiten zu natürlichen Produkten mit niedrigen Fettgehalten zu verändern, kann Patienten jedoch helfen, ihren Nährstoffbedarf zu decken und dabei das neue Gewicht zu stabilisieren. Dabei muss kein Lebensmittel aus dem Speiseplan verbannt werden. Ziel ist es, eine angemessene Fettaufnahme am Tag zu gewährleisten, wobei auch ausgewählte fettreduzierte Produkte hilfreich sein können. Viele fettreiche Produkte, wie beispielsweise Mayonnaise, Eiscreme oder Chips, dienen kaum der Versorgung mit komplexen Kohlenhydraten, Eiweiß oder Vitamin- und

Mineralstoffen und sollten keinen Hauptbestandteil des Speiseplans darstellen, sondern als „Extras" angesehen werden. Insbesondere bei kleinen Essensmengen ist das Verhältnis der Nährstoffe entscheidend, so dass Lebensmittel mit hoher Nährstoffdichte bevorzugt werden sollten (Mallory 1992). Sinnvoll ist folglich eine fettarme und -bewusste Ernährung, in der Low-Fat-Produkte hilfreich sein können, jedoch auch immer abgewägt werden sollte, ob ein Ersatz in Bezug auf Zusatzstoffe, Einsatzmenge sowie Geschmack und Befriedigung sinnvoll ist.
Bei häufigem Auftreten von Nahrungsmittelintoleranzen in der anfänglichen Adaptionsphase, können Patienten angewiesen werden ihrem Speiseplan immer nur ein neues Lebensmittel zurzeit hinzuzufügen. Dies dient einer Identifizierung von Lebensmitteln, die nicht vertragen werden.
Über mehrere Monate kann sich das Geschmacksempfinden verändern und es ist möglich, dass auch schlecht tolerierte Lebensmittel im Laufe der Zeit wieder vertragen werden. Dennoch sollte Patienten davon abgeraten werden dieselben nicht oder schlecht verträglichen Lebensmittel, vor allem in kurzen Zeitabständen, wiederholt auszuprobieren. Hieraus resultierende Übelkeit oder Erbrechen können eine Dehydration oder generell geringere Nahrungsaufnahme und Nährstoffversorgung nach sich ziehen. Patienten sollten schlecht tolerierte Nahrungsmittel nach Parkes (2006) mindestens einen Monat vermeiden, bevor sie ein erneutes Einführen in den Speiseplan versuchen.

Auf einen Blick

►► <u>**Umgang mit Nahrungsmittelunverträglichkeiten**</u>

- Basis = Einhaltung der Empfehlungen zum Essverhalten

- Esssituation/-verhalten, Zubereitung, etc. hinterfragen
- Kostaufbau und Unverträglichkeiten dokumentieren
- nur ein neues Lebensmittel zurzeit einführen
- tatsächlich unverträgliche Lebensmittel nicht wiederholt in kurzen Zeitabständen ausprobieren
  → zur Vermeidung von möglichem Erbrechen und Folgekomplikationen unverträgliche Lebensmittel ein bis vier Wochen vermeiden
  → mit dem Patienten Alternativen erarbeiten

Wie bereits in Kapitel 3.4 beschrieben, kann es nach Anlage eines MBP weitergehend zu einer Reihe ernährungsbedingter postoperativer Beschwerden kommen, die i. d. R. auf das Essverhalten zurückzuführen sind. Oftmals treten die Symptome im Zusammenhang mit einem Dumping-Syndrom auf.

Tabelle 22 gibt in einer kurzen Zusammenfassung nochmals einen Überblick über mögliche Auslöser ernährungsbedingter Beschwerden sowie nötige Anforderungen an das Verhalten, um Symptome bestmöglich zu vermeiden.

Tabelle 22: Mögliche Auslöser und Prävention ernährungsbedingter Beschwerden.
Quelle: entnommen aus Dieckmann 2011:79.

Beschwerden	Mögliche Auslöser	Prävention
Nausea und Erbrechen	-Überessen (Überlastung des Pouches) -Schlucken von zu großen Stücken -Lebensmittelunverträglichkeit -Stenosen	-Portionsgrößen beachten -Langsam essen, ausreichend kauen -Lebensmittel 3-4 Wo. meiden; nur ein neues Lebensmittel zurzeit einführen -Arzt aufsuchen
Dehydration	-Zu geringe Flüssigkeitsaufnahme	-Min. 1,5 l über den Tag verteilt trinken
Diarrhoe	-Flüssig-breiige Ernährung sowie die malabsorptive Komponente des MBP -Zu großer Fettanteil in der Nahrung -Relativer Laktasemangel infolge einer verkürzten intestinalen Transitzeit und Darmverkürzung	-Normalisierung mit zunehmender Adaption des Darms an die neue Physiologie -Ausgewogene Ernährung -Verwendung laktosefreier Produkte
Dumping-Syndrom	-Verzehr von konzentrierten Mengen Zucker oder auch Fett -Gleichzeitige Aufnahme von Nahrung und Getränken	-Vermeidung von isolierten Zuckern, Kuchen, Keksen, Süßigkeiten, Honig, gesüßten Frühstückscerealien, Konfitüre -Strikte Trennung von Essen und Trinken
Obstipation oder sehr fester Stuhlgang	-Geringe Nahrungsmengen -Wenig Ballaststoffe -Zu geringe Flüssigkeitsaufnahme	-Normalisierung mit der Zeit -Verzehr von feinen Vollkornprodukten, Obst, Gemüse steigern -Min. 1,5 l am Tag trinken
Meteorismus	-Anatomische Veränderungen -Kohlensäurehaltige Getränke -Zu hoher Fettanteil in der Nahrung	-Langsam essen und ggf. veränderte Lebensmittelauswahl mit z. B. weniger blähendem Gemüse -Vermeiden von kohlensäurehaltigen Getränken -Reduzierung der Fettaufnahme

3.8.3 10 Grundregeln der Ernährung

Auf einen Blick

►► **10 Grundregeln der Ernährung**

- Langsam essen und gut kauen
- Bei Sättigung sofort aufhören zu essen
- Essen und Trinken zeitlich trennen
- Häufiges und regelmäßiges Trinken zwischen den Mahlzeiten
- Ausreichende Proteinaufnahme
- Ausgewogene, kalorienbewusste Ernährung mit hoher Nährstoffdichte
- Möglichst keine Süßigkeiten und kein Alkohol
- Drei bis vier Mahlzeiten am Tag
- Faserreiche Lebensmittel meiden
- Kleine Mengen zubereiten

☑ **Langsam essen und gut kauen**

Nach Anlage eines MBP muss die Nahrung besonders gut gekaut werden und darf keine größeren, festen Bestandteile mehr enthalten. Ein sorgfältiges Kauen ist in diesem Zusammenhang sogar als günstiger zu erachten als ein maschinelles Pürieren, da es die Nahrungsaufnahme verlangsamt und frühzeitig ein geeignetes Essverhalten unterstützt. Durch eine intensive mechanische Zerkleinerung beim Kauen kann ein Sättigungsgefühl besser wahrgenommen werden, so dass es von großer Wichtigkeit ist, sich viel Zeit für Mahlzeiten zu nehmen (Weiner 2009). Viele Patienten empfinden es als hilfreich, von einem kleinen Teller (Untertasse bis Kuchenteller) und mit einem Teelöffel zu essen, um aufgrund des Schluckreflexes nicht zu große Bissen auf einmal zu schlucken sowie die überaus geringen Portionsgrößen besser akzeptieren zu können. Oft entscheidet die Menge eines Teelöffels über Wohlbefinden oder Schmerzen mit Übelkeit bis hin zu Erbrechen.

☑ **Bei Sättigung sofort aufhören zu essen**

Der kleine Magenpouch dient auch als Steuerungsorgan, indem dem Zentralnervensystem bei Dehnung der Magenwand, infolge einer Ausschüttung von Hormonen, eine Sättigung rückgemeldet wird. Ganz besonders wichtig ist es, die Nahrungsaufnahme bei dem geringsten Gefühl von Sättigung sofort zu beenden, um neben möglichen Beschwerden eine Pouchausdehnung, oder sogar Dilatation der Speiseröhre als Art Ersatzmagen, vorzubeugen. Patienten, denen aus Gewohnheit oder der mangelnden Fähigkeit Selbstdisziplin aufzubauen ein Aufhören nicht gelingt, werden sich i. d. R. erbrechen. Hier ist es wichtig Verhaltensstörungen frühzeitig zu erkennen und eine mögliche Therapie anzuraten, um Defizite und mögliche Komplikationen zu vermeiden (Weiner 2009). Schwierige Situationen nicht mit Essen kompensieren zu können, erfordert von Patienten neue Problemlösungsstrategien und benötigt nicht selten professionelle, therapeutische Unterstützung.

☑ **Essen und Trinken zeitlich trennen**
Das kleine Magenreservoir kann nur noch begrenzte Nahrungsmengen aufnehmen, was zu einer raschen Sättigung führt. Eine gleichzeitige Flüssigkeitsaufnahme würde demzufolge besonders in den ersten Wochen nach der Operation eine adäquate Nahrungszufuhr einschränken (Ludwig, Bernhardt 2007). Ein gleichzeitiger Verzehr von Getränken und Mahlzeiten verbessert die Passage und erhöht ihre Aufnahmekapazität, in dessen Folge es zu einer geringeren Gewichtsabnahme kommen könnte (Weiner 2009). Flüssigkeit verstärkt zu dem den schnellen Übertritt der Nahrung in den Dünndarm und kann ein Dumping-Syndrom verursachen (Ludwig, Bernhardt 2007).

☑ **Häufiges und regelmäßiges Trinken zwischen den Mahlzeiten**
Bei starkem Gewichtsverlust entstehen aufgrund des Fettabbaus zahlreiche Stoffwechselprodukte, welche ausgeschwemmt werden müssen (Weiner 2009). Um besonders in den ersten Wochen nach der Operation aufgrund des geringen Fassungsvermögens des Magens, eine adäquate Flüssigkeitsaufnahme zu gewährleisten, muss über den Tag verteilt regelmäßig Flüssigkeit aufgenommen werden. Es empfiehlt sich zwischen den Mahlzeiten 150 bis 300 ml zu trinken (Ludwig, Bernhardt 2007). Sobald eine Ernährungsumstellung auf feste Lebensmittel möglich ist und ausreichend Flüssigkeit getrunken werden kann, sollten keine kalorienreichen Getränke mehr konsumiert werden. Säfte, die in der flüssigen bis pürierten Phase des Kostaufbaus möglicherweise den Speiseplan bereicherten, können die Gewichtsabnahme negativ beeinflussen. Kohlensäurehaltige Getränke sollten aufgrund der daraus resultierenden Beschwerden (vgl. 3.4) ebenfalls gemieden werden. Laut Elliot (2003) ist Kaffee aufgrund seiner diuretischen Wirkung zu vermeiden, bis eine Flüssigkeitsmenge von etwa 2 l täglich getrunken werden kann. Grundsätzlich sollten zur Deckung des Flüssigkeitshaushaltes vorwiegend kalorienfreie oder -arme Getränke konsumiert werden (Weiner 2009).

☑ **Ausreichende Proteinaufnahme**

Proteinreiche Lebensmittel sollten den Hauptbestandteil jeder Mahlzeit darstellen bis eine Normalisierung der Nahrungsmengen eine adäquate Eiweißversorgung gewährleistet (Elliot 2003). Aufgrund einer raschen Sättigung empfiehlt es sich in den ersten Wochen nach der Operation bei Mahlzeiten ggf. zunächst Proteine, dann die Obst- und Gemüsekomponenten und erst abschließend Getreideprodukte zu verzehren (Ludwig, Bernhardt 2007).

Proteine finden sich vor allem in Milchprodukten, Fleisch, Fisch und Soja. Eine hohe biologische Wertigkeit hat auch die Kombination verschiedener Nahrungsmittel, wie beispielsweise Kartoffeln mit Ei oder Getreide mit Hülsenfrüchten. Aufgrund der geringen Nahrungsmengen und insbesondere wenn die Aufnahme von proteinreichen Lebensmitteln nicht ausreichend ist oder abgelehnt wird, ist die regelmäßige und langfristige Einnahme von entsprechenden Eiweißpräparaten von besonderer Bedeutung (Wolf 2006). Obwohl es das Ziel ist, eine ausreichende Eiweißversorgung über die Nahrung zu erreichen, ist eine Ergänzung durch Proteinshakes oder -pulver in den ersten Monaten nach der Operation i. d. R. unerlässlich und so lange notwendig, bis mindestens 60 g Eiweiß täglich über die Nahrungszufuhr möglich sind (vgl. 3.6.2.1). Die Praxis zeigt, dass eine Proteinsupplementation bei Patienten mit einem MBP oft noch über das erste postoperative Jahr hinaus erforderlich ist (vgl. 3.8, **Tab. 17, 18**).

☑ **Ausgewogene, kalorienbewusste Ernährung mit hoher Nährstoffdichte**

Aufgrund einer stark eingeschränkten Nahrungsaufnahme ist eine ausgewogene Lebensmittelauswahl mit einer möglichst hohen Nährstoffdichte entscheidend. Empfohlen wird eine ausgewogene Ernährung reich an Vitaminen, Mineralstoffen und Spurenelementen. Patienten sollten versuchen bei jeder Mahlzeit eine kleine Portion Obst oder Gemüse einzubauen (Parkes 2006). Auch bei kleinen Nahrungsmengen kann die Energiezufuhr durch eine ungeeignete Lebensmittelauswahl hoch sein. Im Laufe der Zeit wird sich die Empfindlichkeit für ein Dumping-Syndrom verringern und auch die Portionen werden sich wieder vergrößern. Ziel sollte eine fettarme Ernährung mit günstiger Fettzusammensetzung sein, d. h. wenig gesättigte Fettsäuren, überwiegend pflanzliche Fette. Ungesättigte Fettsäuren aus Pflanzen und Fisch sind essentiell und daher von besonderer Bedeutung (Weiner 2009). Um den Fettkonsum zu minimieren, ist es ratsam nicht mehr als drei Portionen von fettreichen Produkten wie z. B. Margarine oder Salat-Dressing in den Speiseplan zu integrieren. Als Faustregel rät Parkes (2006) maximal ein Lebensmittel täglich zu verzehren, dessen Fettgehalt 5 g pro Portion übersteigt.

☑ **Keine Süßigkeiten und kein Alkohol**

Obwohl rigide Verhaltensvorschriften die Gefahr eines Zusammenbruchs des gesamten Kontrollsystems bergen, sollten hochkalorische Lebensmittel, wie Alkohol und Süßigkeiten, bestmöglich vermieden werden, um einen optimalen Gewichtsverlust und einen Verzehr von Lebensmitteln mit höherer Nährstoffdichte zu ermöglichen. Alkohol ist mit 7 kcal/g neben Fett mit 9 kcal/g der größte Energieträger. Aufgrund der fehlenden Reservoirfunktion des Magens nach Anlage eines MBP erfolgt eine sofortige Resorption im Dünndarm, welche zu einer frühzeitigen Alkoholwirkung führt. Diese erhöht die Gefahr einer alkoholinduzierten Leberzirrhose (Ludwig, Bernhardt 2007, Weiner 2009). Eine Studie von Woodard et al. (2010) zeigte, dass Patienten mit einem Magenbypass (n = 19), im Vergleich zu eigenen präoperativen Werten, nach dem Konsum von Alkohol, einen deutlich höheren Atemalkohol aufwiesen, wie auch beträchtlich länger brauchten, um wieder nüchtern zu werden. Zudem unterschied sich prä- zu postoperativ die selbst wahrgenommene Wirkung des Alkoholverzehrs signifikant, so dass Patienten sich überschätzen könnten. Die Autoren empfehlen folglich, dringend auch nach geringsten Mengen Alkohol nicht mehr zu fahren und die Alkoholzufuhr auf maximal ein Getränk (z. B. 1 Glas/150 ml Wein) alle zwei Stunden zu reduzieren. Nicht zu vernachlässigen ist ebenfalls der häufige Kohlensäuregehalt alkoholischer Getränke.

☑ **Drei bis vier Mahlzeiten am Tag**

Mit der Erweiterung des Speiseplans um feste Nahrungsmittel und eine Normalisierung der Portionsgrößen, ist die Ernährung langfristig auf drei bis vier Mahlzeiten täglich umzustellen – möglichst ohne den Verzehr weiterer Zwischenmahlzeiten. Ein Auslassen von Mahlzeiten sollte vermieden werden (Ludwig, Bernhardt 2007, Weiner 2010). Obwohl andere Autoren vier bis sechs Mahlzeiten empfehlen (Parkes 2006), sollten Zwischenmahlzeiten ausschließlich verzehrt werden, wenn auch wirklich ein Hungergefühl wahrgenommen wird und es gilt darauf zu achten, dass diese nur wenige Kalorien enthalten. Zwischenmahlzeiten stimulieren die Insulinausschüttung, welche wiederum den Fettabbau hemmt (Ludwig, Bernhardt 2007, Weiner 2009). Ein MBP verhindert durch Restriktion vor allem die Aufnahme großer Nahrungsmengen, bietet jedoch keinen Schutz gegenüber ständigem Essen in Form von

Zwischenmahlzeiten und Snacks (Weiner 2009). Ein vermehrter Nahrungsmittelkonsum außerhalb der Mahlzeiten oder kontinuierliches Grazing beeinflussen den Gewichtsverlauf negativ, da sie zu einer erheblichen Erhöhung der Kalorienzufuhr führen.
Wenn man davon ausgeht, dass eine Mahlzeit mindestens 20 Minuten dauert und die notwendigen Trinkpausen von 30 Minuten vor und nach jeder Nahrungsaufnahme eingehalten werden, würde dies bei einem Verzehr von sechs Mahlzeiten allein für das Essen acht Stunden am Tag in Anspruch nehmen. Je mehr Mahlzeiten gegessen werden, desto höher ist folglich die Koordinationsarbeit, noch eine ausreichende Trinkmenge zu erreichen und – umso höher ist auch die Anzahl der Stunden, in denen sich Patienten mit Essen und Trinken beschäftigen müssen.

☑ **Kleine Mengen zubereiten**

Von besonderer Bedeutung ist es, dass Patienten nicht mit der Aufnahmefähigkeit ihres neuen Magenpouches experimentieren. Wie schon erwähnt, muss die Nahrungsaufnahme bei einem aufkommenden Sättigungsgefühl sofortig eingestellt werden, um neben einem möglichen Erbrechen, auch eine übermäßige Ausdehnung des Pouches zu vermeiden. Die vielfach erworbene Fehlhaltung „der Teller müsse leer sein“ ist dringend abzulegen (Weiner 2009). Hilfreich kann es sein Mahlzeiten und Getränke zunächst abzumessen, um ein Überessen zu vermeiden (Parkes 2006). Tatsächlich verzehrte Portionsgrößen und/oder zur Sättigung nötige Mengen werden von Patienten häufig falsch eingeschätzt, so dass Portionsschulungen sinnvoll sein können. Hierzu eignen sich greifbare Beispiele wie z. B. kleine Behälter als Orientierungsgröße, ein „Löffeltraining“ oder Bilder geeigneter und ungeeigneter Mengen. In der Praxis zeigt sich, dass es in den ersten Monaten nach der Operation sinnvoll sein kann, Patienten ihre Mahlzeiten in einem imaginären 150 g-Joghurtbecher abmessen zu lassen, um ein mögliches Überessen oder Übertrinken und damit verbunden die Gefahr einer zu hohen Kalorienzufuhr und eines Wiederanstiegs des Gewichts zu vermeiden.

☑ **Faserreiche Lebensmittel meiden**

Ungenügend zerkleinerte Lebensmittel können das Passieren der gastroenteralen Anastomose erschweren oder sogar zu einem Verschluss führen. Problematisch sind alle faserigen Lebensmittel, wie z. B. strohige Orangen oder hartschaliger, holziger Spargel. Aufgrund eines Mangels an Magensäure wird insbesondere langfaseriges Fleisch schlecht vertragen (Weiner 2009).

3.8.4 Langzeiternährungsempfehlungen

Derzeit existiert kein Konsens bezüglich der optimalen Nährstoffzusammensetzung der Nahrung von Patienten mit einem MBP. Wie auch in der konservativen Adipositastherapie sind jedoch eine negative Energiebilanz in der Phase der Gewichtsreduktion sowie eine ausreichende Proteinversorgung postoperativ von besonderer Bedeutung (Moizé et al. 2010). Die begrenzte, derzeit verfügbare Literatur bezüglich Ernährungsempfehlungen für Patienten nach Anlage eines MBP, bezieht sich nahezu ausschließlich auf die ersten postoperativen Monate. Patienten benötigen jedoch sowohl vor, als auch nach der Operation eine individuelle Ernährungsberatung und vor allem langfristig Unterstützung, um eine nährstoffreiche und proteinbetonte Lebensmittelauswahl, reich an komplexen Kohlenhydraten und essentiellen Fettsäuren zu treffen sowie ein geeignetes Essverhalten zu erlernen und beizubehalten.

Studien haben gezeigt, dass die Makronährstoffzufuhr nach Anlage eines MBP etwa zu 20-25 % aus Protein, 30-35 % aus Fett und 45-50 % aus Kohlenhydraten besteht (Brolin et al. 1995, Wardé-Kamar et al. 2004). Eine prospektive, randomisierte Studie konnte ein Jahr nach der Operation keine Unterschiede in der Gewichtsreduktion von Patienten mit einem MBP feststellen; unabhängig davon, ob sie sich fettarm oder der South Beach Diät entsprechend proteinreich und kohlenhydratarm ernährten (Swenson et al. 2007). Die Höhe der Energieaufnahme korreliert jedoch negativ mit dem Gewichtsverlust, so dass die Energiezufuhr von besonderer Bedeutung ist und langfristig kontrolliert werden sollte (Brolin et al. 1994, Moizé et al. 2010, Wardé-Kamar et al. 2004).

Auf Basis der wenigen Studien und Reviews entwickelten Moize et al. (2010) einen ersten Ansatz einer Lebensmittelpyramide für Patienten mit einem MBP (vgl. **Abb. 12**).

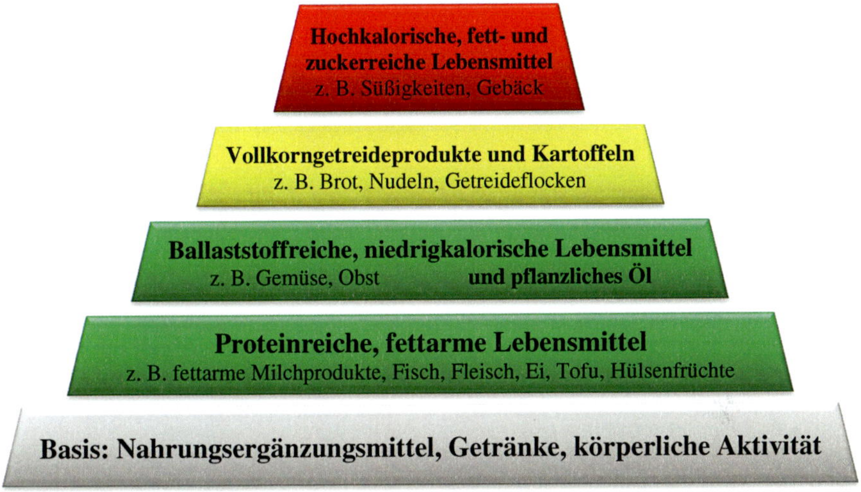
Hochkalorische, fett- und
zuckerreiche Lebensmittel
z. B. Süßigkeiten, Gebäck
Vollkorngetreideprodukte und Kartoffeln
z. B. Brot, Nudeln, Getreideflocken
Ballaststoffreiche, niedrigkalorische Lebensmittel
z. B. Gemüse, Obst und pflanzliches Öl
Proteinreiche, fettarme Lebensmittel
z. B. fettarme Milchprodukte, Fisch, Fleisch, Ei, Tofu, Hülsenfrüchte
Basis: Nahrungsergänzungsmittel, Getränke, körperliche Aktivität

Abbildung 12: Lebensmittelpyramide für Patienten mit einem Magenbypass.
Quelle: modifiziert nach Moizé et al. 2010.

Basis: Nahrungsergänzungsmittel, Getränke und Sport
Grundlage einer langfristigen Gewichtsstabilisierung und Vermeidung von Nährstoffdefiziten bilden Sport und Nahrungsergänzungsmittel, die die Basis der Pyramide darstellen. Darüber hinaus ist eine ausreichende Flüssigkeitszufuhr von besonderer Bedeutung (Moizé et al. 2010).

1. Stufe: Proteinreiche, fettarme Lebensmittel
Besonders proteinreiche, möglichst fettarme Lebensmittel sollten den größten Bestandteil der täglichen Ernährung darstellen. Neben tierischen Produkten, wie Fleisch, Fisch oder fettarmen Milchprodukten, sind auch proteinreiche Lebensmittel pflanzlicher Quellen, z. B. Vollkornprodukte, Hülsenfrüchte oder Tofu empfehlenswert. Besondere Eiweißkombinationen, wie z. B. Kartoffeln und Milchprodukte, können eine Ergänzungswirkung erreichen und gemeinsam verzehrt die biologische Wertigkeit und damit die Nutzbarkeit des Proteins für den menschlichen Körper verbessern. Eiweiß hat eine gute Sättigungswirkung, so dass Patienten, die dauerhaft proteinreiche Lebensmittel bevorzugen eine niedrigere Energieaufnahme erzielen, während sie die Deckung ihres Eiweißbedarfs gewährleisten. Die Autoren empfehlen vier bis sechs Portionen am Tag, bestehend aus z. B. 60 g Fleisch, 60-85 g Fisch, 80 g gekochten Hülsenfrüchten, einem Ei, 115 g Joghurt, 140 g Milch oder 50 g Hartkäse (Moizé et al. 2010).

2. Stufe: Ballaststoffreiche, niedrigkalorische Lebensmittel

Moizé et al. (2010) weisen darauf hin, dass während des ersten Jahres nach Anlage eines MBP der Obst- und Gemüseverzehr in Maßen gehalten werden sollte, da diese Nahrungsmittel aufgrund ihres Volumens zunächst eine schnelle Sättigung bedingen und damit den Verzehr von z. B. eiweißreichen Lebensmitteln einschränken. Die Praxis zeigt, dass Patienten z. T. lediglich Obst oder Gemüse als Hauptmahlzeit wählen, wovon vor diesem Hintergrund abgeraten werden sollte. Langfristig ist zu bedenken, dass Obst und Gemüse allein verzehrt keine anhaltende Sättigung bewirken und damit zu häufigeren Mahlzeiten und Snacks sowie einer ungünstigen Lebensmittelauswahl führen könnten. Gemeinsam mit protein- oder kohlenhydratreichen Lebensmitteln verzehrt, bieten Gemüse und Obst auf längere Sicht hingegen den wichtigen Vorteil einer niedrigen Energiedichte und sollten nach Möglichkeit Bestandteil jeder Mahlzeit sein. Moizé et al (2010) raten langfristig zum Verzehr von je zwei bis drei Portionen Obst und Gemüse am Tag, unterscheiden bei den Portionsgrößen jedoch Obst mit einem höheren und niedrigerem Zuckergehalt. Als Portionsgröße für Obst, wie beispielsweise Melone, Erdbeeren, Orange etc. mit einem niedrigeren Zuckergehalt, geben die Autoren 140 g an. Bei Sorten mit einem sehr hohen Zuckergehalt, wie z. B. Weintrauben oder Bananen, sollte eine Portion nur 70 g entsprechen.

Zusätzlich wird in der zweiten Stufe der Ernährungspyramide pflanzliches Öl empfohlen, da es wertvolle Fettsäuren enthält. Die Aufnahme sollte jedoch auf zwei bis drei Portionen je einem Teelöffel begrenzt werden.

3. Stufe: Vollkorngetreideprodukte und Kartoffeln

Um eine angemessene Kalorienzufuhr sowie die erforderliche Proteinaufnahme zu gewährleisten, empfehlen Moizé et al. (2010) nur zwei Portionen Getreideprodukte am Tag von langfristig 85 g Kartoffeln, 90 g gekochten Nudeln bzw. Reis oder 30 g Brot bzw. Getreideflocken. Neben (anfänglich) beschriebenen Unverträglichkeiten (vgl. 3.8.2) gibt es bisher keine eindeutigen Belege, dass komplexe Kohlenhydrate postoperativ nicht vertragen werden, so dass vor allem feine Vollkornprodukte Bestandteil der täglichen Ernährung sein sollten.

4. Stufe: Hochkalorische, fett- und zuckerreiche Lebensmittel

Besonders zucker- oder fetthaltige Nahrungsmittel stellen auch für Patienten mit einem MBP die Spitze der Ernährungspyramide dar. Zuckerhaltige Getränke, Süßigkeiten und Gebäck sollten nach Möglichkeit vermieden werden, da sie eine besonders hohe Energiedichte bei gleichzeitig niedriger Nährstoffdichte aufweisen (Moizé et al. 2010).

Auch diese Ernährungspyramide kann nur einen Anhaltspunkt darstellen und erfordert, dass Ernährungsfachkräfte mit Patienten gemeinsam, auf dessen individuelle Gegebenheiten abgestimmt, eine angemessene tägliche Kalorienzufuhr bzw. Lebensmittelauswahl besprechen. Von besonderer Bedeutung sind hierbei die Einbeziehung der körperlichen Aktivität und Proteinzufuhr des Patienten, um eine Verwendung des wertvollen Eiweißes zur Energiegewinnung zu vermeiden. Ziel ist die Sicherstellung einer negativen Energiebilanz mithilfe einer individuellen Energierestriktion bei ausreichender Protein- und bestmöglicher Nährstoffversorgung (Moizé et al. 2010). Von besonderer Bedeutung sind darüber hinaus das Einhalten der postoperativen Grundregeln, eine adäquate Supplementation sowie eine langfristige Stabilisierung des erlernten Essverhaltens.

4 Beratungskonzept

Das vorliegende Beratungskonzept ist auf eine ambulante Ernährungsberatung ausgerichtet. Es umfasst die ersten fünf postoperativen Basistermine, welche nach § 20 des SGB V zur Prävention sowie nach § 43 zur Therapie bzw. Rehabilitation im medizinischen Bereich ganz oder teilweise von den Krankenkassen erstattet werden und gibt einen Ausblick auf ein langfristiges Nachsorgekonzept.

Idealerweise findet die Nachsorge in einer ernährungsmedizinischen Praxis oder in Zusammenarbeit mit einem Ernährungs- und Sportmediziner statt. Bei der Beratung stark adipöser Patienten sind besondere Anforderungen an die Ausstattung des Beratungssettings zu bedenken (z. B. geeignete Zugangsmöglichkeiten, Adipositasstühle, Waage, etc.).

Die Zielgruppe der Ernährungsberatungen sind Patienten mit schwerer Adipositas nach Anlage eines MBP, deren Alter i. d. R. zwischen dem 20. und 60. Lebensjahr liegt. Interesse und Motivation der Teilnehmer können sehr unterschiedlich sein. Viele Patienten zeigen eine intrinsische Motivation und möchten die Operation, die sie z. T. als letzte große Chance sehen ihr Leben zu verändern, als Neustart optimal nutzen. Andere möchten die Beratungen jedoch lediglich auf Anraten ihres Arztes hinter sich bringen.

Im vorliegenden Beratungskonzept stellt sich der Patient zunächst bei jeder zweiten Ernährungsberatung ebenfalls beim Ernährungsmediziner vor. Der Termin ermöglicht medizinische Rückfragen sowie regelmäßige Labor- und Hautuntersuchungen und im besten Fall eine sportmedizinische Beratung. Diese dient der Feststellung möglicher sportlicher Aktivitäten sowie einer Anleitung zur Verbesserung der körperlichen Leistungsfähigkeit und langfristigen Gewichtsstabilisierung. Die Anbindung an eine ernährungsmedizinische Praxis ermöglicht eine langfristige Nachsorge über Ernährungsberatungen hinaus, mit der Möglichkeit, bei Bedarf zu jeder Zeit auf diese zurückzugreifen. Ziel ist eine lebenslange Nachsorge mit regelmäßiger Erfassung des Gesundheits- und Ernährungszustandes sowie der Überprüfung einer adäquaten Supplementation.

4.1 Kennzeichen der Ernährungsberatung

Reichel und Rabenstein (2005:7) definieren Beratung als „komplexe zwischenmenschliche Interaktion, die aufgrund einer konkreten Nachfrage in Gang kommt, inhaltlich und zeitlich begrenzt ist und dem Ratsuchenden Freiheit lässt." Pudel (1991) beschreibt Ernährungsberatung als ein kommunikatives Wechselspiel, in welchem Ernährungsinformation und

-verhalten in Übereinstimmung gebracht werden müssen. Die persönlichen Voraussetzungen des Klienten und seiner Umwelt sind hierbei ebenso entscheidend wie die aus ernährungsphysiologischer Sicht notwendigen Anforderungen an das Verhalten.
Ziel einer Beratung ist es, Hilfe zur Selbsthilfe zu leisten und vorhandene Kräfte im Klienten zu wecken und zu mobilisieren, damit er in der Lage ist, eigenständig Lösungen für seine Probleme zu finden. Neben der Schwierigkeit für Patienten, gewünschte Verhaltensänderungen im Alltag umzusetzen, treten in Ernährungsberatungen häufig Einstellungs- und Entscheidungskonflikte auf. Diese gilt es zu analysieren und für den Klienten durchschaubar zu machen, um es ihm zu ermöglichen, einen Weg für seine Zukunft zu finden (Pudel 1991). „Beratung muß mehr sein als Informationsvermittlung, sie muß nämlich helfen, daß Wissen und Kenntnisse vom Klienten widerspruchsfrei in seine Vorstellungen eingebaut und in seinem Alltag umgesetzt und angewendet werden können" (Pudel 1991:9).

4.2 Verhaltenstherapeutische Interventionen für die Ernährungsberatung

Obwohl Ernährungsaufklärung und -information einen großen Anteil einer Ernährungsberatung einnehmen, haben Klienten zumeist ein „Verhaltensproblem". Ein Patient kann die Hinweise und Ratschläge des Beraters demnach verstanden haben und sogar von ihnen überzeugt sein, in der Praxis dennoch Schwierigkeiten haben, seine Vorsätze in die Tat umzusetzen. Neben Schuldgefühlen und Demotivation des Klienten, infolge seiner Unfähigkeit seine Zielvorstellungen zu realisieren, kann der Fall eintreten, dass er aus Schamgefühl nicht mehr zu den Beratungen erscheint (Pudel 1991). Eine wichtige Voraussetzung für einen langfristigen Erfolg ist es, Patienten darin zu unterstützen, aktiv ihre eigenen, individuellen Lösungsideen zu entwickeln, anstatt passiv vorgefertigte Patentrezepte auszuprobieren.
Aufgabe der Ernährungsfachkraft ist es darüber hinaus, Beratungsziele in kleine, realisierbare Teilschritte zu unterteilen, um Patienten nicht mit einem „Verhaltensproblem" nach Hause zu entlassen, welches infolge einer Überforderung unweigerlich zum Misserfolg führt. Im Gespräch dürfen mögliche Verhaltenslösungen also nicht idealisiert werden, sondern müssen realistisch mögliche Schwierigkeiten herausarbeiten und den Klienten ggf. verständnisvoll bremsen. Es ist entscheidend, die große Bedeutung von kleinen Teilschritten auf dem Weg zum Ziel aufzuzeigen (Pudel 1991).

4.2.1 Möglichkeiten der Verhaltensmodifikation

Selbstwahrnehmung und Störfaktoren des Essverhaltens

Die wichtigste Voraussetzung für die Veränderung eines ungünstigen Verhaltens, ist dessen vorherige Wahrnehmung.
Essstörungen, auch im Sinne eines regelmäßigen Überessens und einer Übersteuerung von Körpersignalen, verursachen Desorientierung bezüglich Körper, Empfindungen und Selbstwahrnehmung (Reich-Soufflet 2012). Adipöse haben durch jahrelange Übersteuerung präoperativ z. T. große Schwierigkeiten mit der Wahrnehmung von Hunger und/oder Sättigung. Nach der Operation verspüren viele Patienten zunächst kaum bis gar keinen Hunger. Dennoch ermöglicht und erfordert die Anlage eines MBP eine ganz neue Auseinandersetzung mit der Wahrnehmung eigener Körpersignale, insbesondere im Hinblick auf den sehr schmalen Grat zwischen Sättigung und Übelkeit mit möglichem Erbrechen. Für einen angemessenen Umgang mit Appetit, Hunger und Sättigung benötigen Patienten eine genaue Vorstellung davon, was diese Körperwahrnehmungen unterscheidet und wie sie sich anfühlen und entwickeln. Es geht also darum, seinen Körper bewusst wahrzunehmen, seine individuelle Hunger- und Sättigungsskala kennenzulernen und herauszufinden und zu üben, welche Mengen „genügen" (vgl. 4.3.3). Insbesondere bei besonders leckeren Mahlzeiten und in Buffet-Situationen kann es hilfreich sein, sich diese Menge für eine bessere Kontrolle vorher genau zu überlegen.
Stark beeinflusst werden Essverhalten und Lebensmittelauswahl von Außenreizen und individuellen Störfaktoren, wie z. B. dem Geruch, Geschmack oder der Verfügbarkeit von Lebensmitteln, Stress, Langeweile oder Emotionen. Eine Identifizierung dieser Störfaktoren ermöglicht eine Vorbereitung auf Herausforderungen und ist die Voraussetzung, um Lösungsmöglichkeiten zu erarbeiten und mit Achtsamkeit und Übung langfristig einen bewussten und angemessenen Umgang mit Außenreizen zu erlernen.

Maßnahmenplanung

Zu häufig beschränkt sich Ernährungsberatung auf Informationen und Zielbeschreibungen, die nicht erkennen lassen mit welchen Maßnahmen sie erreicht werden können. Entscheidend ist es, diese auf die individuelle Situation des Klienten abzustimmen und mit dem Patienten einen realistischen, praxistauglichen Weg zu finden, sie in die Realität umzusetzen. Die Maßnahmenplanung ist hierbei von besonderer Bedeutung und die eigentlich kreative Aufgabe einer Ernährungsberatung. Entscheidend ist es, die Schrittgröße so zu gestalten, dass eine Zielerreichung wahrscheinlich ist (Pudel, Westenhöfer 2003).

Während der Beratung kann mit Patienten eine nach dem Verhaltensaufwand sortierte Zielhierarchie festgelegt werden (z. B. ein Kraftaufwand von 0 bis 100 %). Wichtig ist es mit Veränderungen zu beginnen, die subjektiv leichter realisierbar sind. Der Patient muss hierbei beurteilen können, ob er die Ziele erreicht hat, um sich den Erfolg im Sinne einer positiven Kausalattribuierung selbst zuschreiben zu können (Pudel, Westenhöfer 2003).
Eine wichtige Basis für Verhaltensänderungen im Alltag ist das Prinzip der flexiblen Kontrolle. Eine rigide Kontrolle des Essverhaltens, d. h. eine Orientierung am Alles-oder-nichts-Prinzip, geht mit einer erhöhten Störbarkeit des Essverhaltens einher. Werden Vereinbarungen oder Vorsätze auf einer flexiblen Basis getroffen, werden diese hingegen mit einer viel höheren Wahrscheinlichkeit eingehalten (Pudel, Westenhöfer 2003). Wichtig ist es hierbei, einen Zeitraum festzulegen, der nicht zu lang ist (z. B. eine Woche), um den Überblick zu behalten. Zusätzlich muss eine Menge bzw. Anzahl eines Lebensmittels festgelegt werden (z. B. eine Tafel Schokolade).
In den folgenden Beratungseinheiten werden die konkreten Teilschritte im Rahmen von „Hausaufgaben“ mit den Patienten vereinbart und nachbesprochen.

Selbstkontrolle und Verstärkung

Ernährungstagebücher, Strichlisten über den Verzehr bestimmter Lebensmittel und die Beratungseinheiten trainieren die Selbstbeobachtung. Der Klient lernt zu registrieren wann und warum er etwas isst und ist nur so in der Lage, dieses bewusst zu unterlassen und Alternativen für das aktuelle Verhalten zu suchen. Computerprogramme, Onlineernährungstagebücher und Apps ermöglichen heute schnellere und effizientere Erfassungen der Kalorien- und Nährstoffzufuhr und können Patienten eine Selbstbeobachtung erleichtern (Sarver et al. 2011). Die kleinen Schritte einer individuellen Zielhierarchie dienen dem Klienten als Beurteilungskriterien, um sein Verhalten für sich zu bewerten. Die Zuschreibung seiner Erfolge oder auch Misserfolge führt zu einer Selbstverstärkung. Im Gegensatz zu fremdbekräftigtem Verhalten stabilisiert sich selbstverstärktes über die Zeit kontinuierlich und nachhaltiger (Pudel, Westenhöfer 2003). „Je häufiger sich ein Klient selbst über einen Erfolg verstärkt, umso nachhaltiger verstärkt sich sein Verhalten, das diesen Erfolg gebracht hat“ (Pudel, Westenhöfer 2003:268).
In diesem Zusammenhang können mit dem Patienten auch individuelle Belohnungssysteme erarbeitet werden, durch die er sich bei günstigem Ernährungsverhalten kleine Geschenke oder entsprechende Token

zukommen lassen kann (Pudel 1991). Wichtig ist, dass diese nicht essbar sind und zeitnah auf das gewünschte Zielverhalten folgen. Kleine Belohnungen könnten beispielsweise die Lieblingszeitschrift, aber auch ein Entspannungsschaumbad oder das Ausleihen einer DVD sein. Fallen dem Klienten keine Kleinigkeiten ein, mit denen er sich eine Freude machen könnte, können im Rahmen eines Token-Verstärkungssystems Münzen oder kleine Aufkleber als Gutscheine gesammelt werden. Bei zehn Token ließen sich diese anschließend z. B. gegen einen Kino- oder Friseurbesuch eintauschen.

Auch eine enge Kontaktperson, die häufig beim Essen anwesend ist, wie beispielsweise der Partner, kann positives Verhalten lobend verstärken. Zusätzlich sind Selbsthilfegruppen hilfreich, welche immer noch in einem relativ kurzfristigen Abstand Rückmeldungen zum Verhalten der Mitglieder geben können (Pudel 1991).

Automatismen und Konditionierung des Essverhaltens

Im Rahmen einer klassischen Konditionierung ist es sinnvoll, Mahlzeiten im Sitzen an einem festen Platz einzunehmen. Dies begünstigt ein kontrolliertes Essverhalten. Regelmäßiges Essen z. B. am Computer oder im Fernsehsessel konditioniert hingegen auf Appetit am entsprechenden Platz, so dass eine Nahrungsaufnahme außerhalb des „Essplatzes“ vermieden werden sollte. Für Menschen, die sich angewöhnt haben, z. B. nach der Arbeit beim Fernsehen auf dem Sofa, Schokolade oder Chips zu naschen, gilt es also, das Essen vom antrainierten Ritual (z. B. Erholung und Unterhaltung zur gleichen Zeit, am gleichen Ort) zu entkoppeln. Andernfalls kann bereits fernsehen beim Entspannen auf dem Sofa im Rahmen einer Konditionierung Appetit verursachen.

Aufgrund fehlender Verbote wird der Reiz bestimmter Lebensmittel durch einen festen Essensplatz nicht erhöht. Entscheidet sich ein Patient bewusst Schokolade essen zu wollen, verlässt dafür Sofa und Fernseher, um an seinem Essensplatz (z. B. in der Küche) zu essen, ist die Achtsamkeit bei der Nahrungsaufnahme deutlich erhöht und die Wahrscheinlichkeit, dass unbemerkt eine ganze Tafel gegessen wird, deutlich geringer. Ziel ist es, dass bei einer konsequenten Einhaltung eines festen Essensplatzes, das Wohnzimmer zu gemütlich, der Film zu spannend oder der Patient zu müde ist, um zum Naschen aufzustehen und in der Küche, an seinem festen Essensplatz zu essen. Der erwünschte Effekt ist eine langsame Entkonditionierung; eine Umgewöhnung braucht jedoch Zeit.

Hilfreich ist es, die Einnahme von Mahlzeiten mit einem Ritual zu verbinden und sich seinen festen Essensplatz z. B. mit einer Tischdecke, Set und Kerze o. ä. entsprechend herzurichten. Von besonderer Bedeutung

ist es, dass auch jegliche Art von Zwischenmahlzeit am festen Essensplatz, z. B. in der Küche, stattfindet (Cooper, Fairburn, Hawker 2008).
Auch außerhalb des Hauses lauern Automatismen. Die meisten Menschen können ihren Weg zur Arbeit nahezu blind gehen oder fahren. Bestimmte Wege bieten jedoch die Gefahr z. B. beim Bäcker an der U-Bahnstation einem Franzbrötchen nicht widerstehen zu können. Oftmals ist es sinnvoll, sich mit Patienten neben ihrer Essensstruktur auch ihre individuelle „Essenslandkarte" anzuschauen, d. h. die Orte, die auf ihren täglichen Wegen dazu verleiten, Snacks oder Fast Food einzukaufen. Ziel ist es, schwierige Orte und Automatismen ausfindig zu machen und unterbrechen zu lernen. Eine Mahlzeitenplanung, am besten in Form eines Tages- oder Wochenplans, verringert das Risiko zwischendurch etwas zu essen oder nach zu langen Hungerphasen zu überessen, deutlich.
Neben Ablenkung durch andere Beschäftigungen beim Essen, begünstigt auch der Verzehr aus Packungen oder Dosen ein Überessen. Beides führt dazu, dass der Überblick wie viel gegessen wurde, verloren geht. Patienten sollten sich also ausreichend Zeit nehmen, immer von einem Teller essen und versuchen, sensorische Reize, d. h. wie etwas schmeckt oder riecht, bewusst wahrzunehmen und zu genießen (Cooper, Fairburn, Hawker 2008).

4.2.2 Lernen an Erfolgen

Ernährungsberatung kann bei Klienten die Befürchtung hervorrufen, sie dürfen ab jetzt nichts mehr essen, würden viele Fehler machen und müssen sich grundlegend verändern. Um Patienten nicht den Eindruck zu vermitteln, sie machten alles falsch und/oder müssten belehrt werden, ist es hilfreich, Positives an ihrem bisherigen Verhalten und Bemühungen aufzuzeigen. Zunächst gilt es also, herauszufinden wo die individuellen Schwierigkeiten liegen und was dem Klienten bereits gut gelingt. Vor allem in der Adipositasbehandlung spielt Motivation eine entscheidende Rolle. Die Arbeit mit Erfahrungsressourcen im Sinne von: „Was ist mir wann schon gelungen? Was kann ich daraus lernen?" bringt positive Energie. Nach einem Interviewleitfaden von Reichel und Rabenstein (2005) gilt es hierbei vier Kernabschnitte einzuhalten:

1. **Wertschätzung der eigenen Person und des Wirkens**
   z. B. „Wenn Sie an Ihren bisherigen Umgang mit Ernährung denken, worauf sind Sie stolz? Was ist Ihnen in der Vergangenheit gelungen?"

2. **Herausragende positive Erfahrungen**
   Beim Erinnern an eine besonders positive Erfahrung gilt es herauszufinden, wie die Umstände waren, wodurch es ermöglicht wurde und was der Klient daraus lernen kann.
3. **Was könnte sich noch besser entwickeln?**
   z. B. „Schließen Sie die Augen und stellen Sie sich vor es geschieht über Nacht ein Wunder. Welches sind die ersten drei Dinge, die Ihnen auffallen würden? Was tun Sie, um die Veränderungen aufrecht zu erhalten?“
4. **Mögliche nächste Schritte**
   Durch dieses Interview inspiriert kann der Klient mithilfe der Frage „Was möchten Sie in der nächsten Woche in Angriff nehmen?“ nun eine selbst gewählte, innere Selbstverpflichtung treffen.

4.3 Ablauf der Ernährungsberatungen nach Anlage eines Magenbypasses

Das vorliegende Beratungskonzept ist auf Einzelberatungen nach Anlage eines MBP ausgelegt. Ziel ist es, sich individuell besser auf einzelne Patienten einzustellen und schwierige Themen, wie z. B. Verhaltensauffälligkeiten oder Essstörungen, in einer besonders vertrauenswürdigen Atmosphäre besprechen und verändern zu können.
Grundsätzlich können die Ernährungsberatungen auch in Gruppen stattfinden (vgl. 4.3.6). Dies kann aus zeit- oder finanzökonomischen Überlegungen sinnvoll sein. Im Rahmen eines sozialen Lernens ermöglicht es Patienten darüber hinaus, andere als Modell für eigene Entwicklungs- und Veränderungsbemühungen zu nutzen (Rechtien 2004).

Die 50-minütigen Einzelberatungen werden im Rahmen eines Gesprächs ablaufen, in welchem der Berater Informationen über den Patienten einholt und insbesondere während der ersten Termine wichtiges Grundwissen vermittelt. Fragen des Patienten ergänzen das Gespräch und bestimmen, je nach Vorwissen und Bedarf, den Ablauf sowie den thematischen Schwerpunkt.
In der ersten Ernährungsberatung wird der Informationsteil aufgrund der drastischen Veränderungen der Ernährung des Patienten besonders groß ausfallen. Die folgenden Sitzungen dienen dazu, einzelne Elemente der ersten Einheit zu vertiefen und mit dem Patienten sinnvolle, individuelle Lösungswege für seinen persönlichen Alltag zu entwickeln.
Die im Folgenden beschriebene Themenauswahl und der Ablauf der ersten fünf Ernährungsberatungen, sind eine exemplarisch beschriebene, mögliche Grundstruktur und müssen in jedem Fall dem individuellen Bedarf des

Patienten angepasst werden. Während in Beratungseinheit V aufgelistete weitere Themen, wie beispielsweise „Umgang mit Süßigkeiten“ oder „Einkauf und Vorratshaltung“, für einige Patienten möglicherweise unnötig sind, können sie für andere Klienten so entscheidend sein, dass sie bereits in früheren Beratungsterminen besprochen werden müssen.
Neben dem, in Ernährungsberatungen vielfach besprochenen, Essverhalten während der Mahlzeit, der prandialen Phase, ist es von besonderer Bedeutung, sich auch die prä- und postprandiale Phase des Essverhaltens im Laufe der Beratungen genauer anzuschauen (vgl. **Tab. 23**). Der Verzehr einer gesunden, eiweißreichen Mahlzeit gestaltet sich beispielsweise schwierig, wenn in der präprandialen Phase nichts eingekauft wurde. Ebenso wird ein steigender Verzehr von Zwischenmahlzeiten möglicherweise durch eine ständige Sichtbarkeit von Lebensmitteln gefördert. Jede Phase bedarf demnach „Pflege“ und es gilt während der Beratungseinheiten, gemeinsam mit dem Patienten mögliche Schwachstellen in den unterschiedlichen Sequenzen des Essverhaltens zu erkennen und zu bearbeiten (Reich-Soufflet 2012).

Tabelle 23: Sequenzen des Essverhaltens. Quelle: modifiziert nach Reich-Soufflet 2012

Präprandiale Phase (Planung, Einkauf, Zubereitung der Mahlzeiten)	▪ Wahrnehmung/Unterscheidung von Appetit und Hunger ▪ Handelt es sich um eine einseitige oder vielfältige Lebensmittelauswahl? ▪ Wird regelmäßig gekocht? Werden viele Fertigprodukte gegessen? ▪ Wo und wie häufig wird eingekauft? ▪ Werden Einkäufe geplant? (z. B. Wochenspeiseplan, Einkaufszettel vs. Impulskäufe)
Prandiale Phase (Essverhalten, Haltung zum Essen)	▪ Wie viel Zeit steht für Mahlzeiten zur Verfügung? ▪ Wird täglich eine warme Mahlzeit verzehrt? ▪ Werden bestimmte Lebensmittel gemieden? Werden diese adäquat ersetzt? ▪ Wie wird mit Lebensmitteln umgegangen? ▪ Welche Bedeutung haben Lebensmittel und Lebensmittelqualität?
Postprandiale Phase (Selbstwahrnehmung, Lebensmittelverfügbarkeit)	▪ Wahrnehmung von Sättigung gegenüber Überessen ▪ Gefühle nach dem Essen (z. B. angenehme Sättigung, Übelkeit, schlechtes Gewissen)? ▪ Lebensmittelaufbewahrung/Sichtbarkeit („nach-dem-Essen“ = „vor-dem-Essen“?)
Weitere Faktoren	▪ Mahlzeitenhäufigkeit ▪ Wie gestaltet sich der Essensplatz? Gibt es einen Tisch? ▪ Wird allein oder gemeinsam gegessen? ▪ Gibt es eine Nebenbeschäftigung beim Essen?

Eine besondere Bedeutung kommt bereits der präoperativen ernährungstherapeutischen Betreuung zu. Neben einem langfristigen Beziehungsaufbau ermöglichen präoperative Beratungen, den Ernährungs- und Aufklärungsbedarf angehender Operierter abzuschätzen und frühzeitig eine Ernährungs- und Verhaltensmodifikation einzuleiten. Der Schwerpunkt der Beratungen liegt neben einer ausführlichen Anamnese auf einer optimalen und rechtzeitigen Vorbereitung auf die Operation. Ziel ist es, postoperative Veränderungen, notwendige Ernährungsempfehlungen sowie den Umgang mit möglichen Komplikationen vorzubesprechen (Aills et al. 2008).
Insbesondere wenn bereits präoperative Beratungen stattgefunden haben, kann es sinnvoll sein, die üblicherweise 50-minütigen Termine in kürzere und dafür häufigere Einheiten zu unterteilen. Dies ermöglicht zeitnahe Rückfragen bei auftretenden Schwierigkeiten und gewährleistet eine langfristigere, intensivere Begleitung.

Grundstruktur postoperativer Ernährungsberatungen (EB)

EB I: Ernährung nach Magenbypassoperation

- Grundregeln der Ernährung nach der Operation
- Nahrungsergänzungsmittel
- Phasen des Kostaufbaus
- Flüssigkeitszufuhr und ggf. Getränkeauswahl

EB II: Proteine

- Kostaufbau fester Lebensmittel und mögliche Nahrungsmittelunverträglichkeiten
- Bedeutung von Eiweiß und Eiweißergänzungspräparaten
- Hochwertige, proteinreiche Lebensmittel und empfehlenswerte Proteinkombinationen

EB III: Selbstwahrnehmung und Konditionierung

- Differenzierung und Bedeutung von Appetit/Hunger/Sättigung
- Selbstwahrnehmung und Störfaktoren des Essverhaltens
- Konditionierung

EB IV: Mahlzeitenplanung und flexible Kontrolle

- Mahlzeitenplanung
- Bedeutung einer ausgewogenen Ernährung nach MBP
- Flexible Kontrolle und Austauschmöglichkeiten

EB V: Zusammenfassung wichtiger Inhalte

Weitere mögliche Themen:

- Ernährungsbildung zu Fetten, Kohlenhydraten, Ballaststoffen, etc.
- Selbstbeobachtungstechniken, angemessene Gewichtskontrolle
- Emotionales Essen, Umgang mit Süßigkeiten und Stopptechniken
- Zucker und Süßungsmittel
- Dumping Syndrom
- Laktoseintoleranz
- Möglichkeiten und Bedeutung körperlicher Aktivität
- Einkauf und Vorratshaltung
- Nährwertkennzeichnung, Zutatenlisten und Produktdeklaration

4.3.1 Postoperative Ernährungsberatung I

Thema: Ernährung nach Magenbypassoperation

- Überblick: Grundregeln der Ernährung nach der Operation
- Nahrungsergänzungsmittel
- Phasen des Kostaufbaus
- Flüssigkeitszufuhr und ggf. Getränkeauswahl

Lernziele:

- Die wichtigsten postoperativen Grundregeln für das Essverhalten kennen, um Unverträglichkeiten und Beschwerden zu vermeiden
- Bedeutung von Eiweiß und Nahrungsergänzungsmitteln kennen
- Wissen, ab wann, was und wie viel gegessen werden kann
- Die Bedeutung einer ausreichenden Flüssigkeitszufuhr kennen und geeignete Getränkeauswahl treffen können

Einstieg und aktuelle Anliegen

Idealerweise findet bereits im Krankenhaus eine postoperative Ernährungsberatung statt. Nach der Entlassung sollte die erste ambulante Beratung möglichst innerhalb der ersten zwei Wochen nach Anlage des MBP erfolgen.

Zu Beginn erkundigt sich der Berater nach dem Befinden des Patienten sowie dem Verlauf der Operation. Bei Komplikationen oder einem schlechten Befinden, gilt es abzuklären, ob diese Schwierigkeiten die Ernährung beeinflussen können oder auf diese zurückzuführen sind und im weiteren Verlauf der Beratung besondere Aufmerksamkeit benötigen. Aus Komplikationen oder Beschwerden können sich individuelle Schwierigkeiten ergeben, die es in jeder Beratung zuerst zu besprechen gilt.

Um die Compliance für einen Kostaufbau und kleine Portionen zu erhöhen, kann es hilfreich sein, die Magenpouchgröße zu erfragen bzw. im OP-Bericht einzusehen und mit dem Patienten zu schauen, wie viel Volumen z. B. 30 ml in einem Glas ausmachen.

Grundsätzlich ist es zu Beginn der Einheit wichtig, dass der Berater einen Eindruck der aktuellen Ernährung des Patienten sowie dessen persönlicher Gegebenheiten Zuhause gewinnt. Eine kurze Anamnese zu Mengen und Lebensmitteln, die bereits verzehrt werden können und möglichen Unverträglichkeiten, stellt die Grundlage jeder Beratung dar – idealerweise mit Hilfe eines Ernährungstagebuchs. Wichtig ist es ebenfalls, zu erfahren, welche Familienmitglieder für die Mahlzeitenzubereitung zuständig sind, welche Kenntnisse vorliegen und wie viel Zeit für Nahrungszubereitung und -verzehr zur Verfügung stehen.

Information
Im ersten Beratungstermin gibt die Ernährungsfachkraft einen kurzen Überblick über postoperative **Grundregeln der Ernährung** (bzw. wiederholt diese) und deren Begründung, welche aus den anatomischen Veränderungen des Gastrointestinaltrakts resultieren (vgl. 3.8.3). In Abhängigkeit vom aktuellem Wissensstand und individuellen Gegebenheiten des Patienten, setzt der Berater Schwerpunkte, welche Themen von besonderer Bedeutung sind.
Befanden sich Patienten nicht bereits präoperativ in der Beratung, ist es oftmals sinnvoll, die **Auswirkungen von Restriktions- und Malabsorptionskomponente** des MBP nochmals an einem Schaubild zu verdeutlichen.
Sofern der Patient von keinen speziellen Beschwerden oder Schwierigkeiten berichtet, verdeutlicht der Berater, wie wichtig langsames Essen und ausreichendes Kauen sind und dass die Nahrungsaufnahme bei einer aufkommenden Sättigung unverzüglich eingestellt werden muss, um Erbrechen, eine Pouchausdehnung oder gar Dilatation der Speiseröhre zu vermeiden. Von besonderer Bedeutung ist eine ausreichende **Flüssigkeitsaufnahme**, die sich postoperativ anfänglich schwierig gestaltet. In diesem Zusammenhang können bei Bedarf geeignete und weniger empfehlenswerte Getränke besprochen sowie Ideen für die praktische Umsetzung erarbeitet werden. Wenn der Patient beispielsweise keine Flüssigkeiten ohne Geschmack mag und aus diesem Grund häufig zu Säften oder Getränken mit Süßstoffen greift, könnte es eine Möglichkeit sein, sich zukünftig Teemischungen zuzubereiten. Auch Patienten, die Tee eigentlich ablehnen, empfinden es häufig als hilfreich, diesen in abgekühltem Zustand als kalorienfreie Geschmackskomponente mit Wasser zu mischen. Bei Schwierigkeiten aufgrund der geringen Trinkmenge eine ausreichende Flüssigkeitszufuhr über den Tag zu gewährleisten, kann es hilfreich sein, gemeinsam einen Trinkplan aufzustellen, ein Trinkprotokoll zu führen, zur Erinnerung in jedem Raum ein kleines Glas Wasser zu platzieren oder sich mit Hilfe eines Weckers oder Bildschirmschoners an Trinkzeiten zu erinnern.
Der Berater weist darauf hin, dass täglich drei bis maximal fünf zunächst sehr kleine Mahlzeiten verzehrt werden sollten. Zusätzlich werden die **Phasen des Kostaufbaus** besprochen und erläutert, dass diese sehr individuell sind, so dass es vorsichtig auszuprobieren gilt, welche Lebensmittel bekömmlich sind und ab welchem Zeitpunkt feste Nahrung wieder vertragen wird. Hilfreich ist es, Patienten Lebensmittelauswahltabellen/Positivlisten für die jeweilige Phase des Kostaufbaus mitzugeben (vgl. 3.8.1). Um den Körper trotz der geringen Nahrungsmengen ausreichend mit Nährstoffen versorgen zu können, müssen die verzehrten Lebensmittel

besonders sorgfältig ausgewählt werden. Aufgrund der geringen Portionsgrößen ist nach Anlage eines MBP vor allem eine ausreichende Eiweißaufnahme wichtig. Eine Bevorzugung proteinreicher Lebensmittel sowie eine tägliche Verwendung von Eiweißsupplementen sind zunächst unabdingbar und werden anhand praktischer Beispiele für den Alltag des Patienten besprochen (vgl. 3.6.2.1).
Da auch der Bedarf an Vitaminen, Mineralstoffen und Spurenelementen nicht mehr über die Nahrung gedeckt werden kann, erfragt der Berater, ob entsprechende Supplemente eingenommen werden. Ist dies nicht der Fall, beschreibt die Ernährungsfachkraft deren Notwendigkeit sowie worauf bei der Auswahl von **Nahrungsergänzungspräparaten** geachtet werden sollte (vgl. 3.6.2). Entscheidend ist es, mit dem Patienten den Erwerb eines möglicherweise noch fehlenden Nahrungsergänzungspräparats noch für den selbigen Tag zu vereinbaren, um eine zeitnahe Einnahme zu gewährleisten.
Abschließend geht der Berater mit Bezug auf die anfänglichen Informationen des Patienten auf dessen individuelle Situation Zuhause ein, um diese optimal zu unterstützen. Bei Bedarf kann er dem Patienten geeignete eiweiß- und vitaminreiche Rezepte oder zur Orientierung einen Beispielspeiseplan für eine Woche mitgeben. Sollte der Patient zeitlich stark eingebunden sein, bietet es sich an, größere Mengen vorzukochen und einzufrieren. Auch aus Gemüseresten können rasch Suppen zubereitet werden. Gut eignet sich die Verwendung von Tiefkühlgemüse. Bei großer Zeitknappheit kann in Ausnahmesituationen ggf. auf den Verzehr von Produkten aus der Kleinkinderernährung zurückgegriffen werden. Bei Verwendung von Babynahrung sollte diese aufgrund des Zuckergehaltes in jedem Fall vorwiegend Gemüse an Stelle von Obst enthalten. Zu bemerken ist jedoch, dass Babynahrung ein Fertigprodukt darstellt. Im Hinblick auf eine Lebensstiländerung ist es wichtig, dass Patienten eine gesunde und ausgewogene Ernährung erlernen und diese im besten Fall durch eine eigene Zubereitung gewährleisten. Zudem verändert sich das Geschmacksempfinden postoperativ z. T. stark und Patienten empfinden süße oder salzige Speisen häufig wesentlich intensiver. Die Operation bietet somit eine Chance Geschmack neu wahrzunehmen, so dass natürliche Lebensmittel gegenüber Fertigprodukten bevorzugt werden sollten.

Abschluss

Zum Ende der Beratungseinheit fragt die Ernährungsfachkraft nach möglichen Verständnisproblemen. Es ist überaus sinnvoll, Patienten besprochene Informationen in einer leicht verständlichen, übersichtlichen Zusammenfassung schriftlich mitzugeben, so dass die wichtigsten Punkte

Zuhause nachgelesen werden können. Insbesondere nach der ersten postoperativen Beratung empfiehlt sich eine Übersicht der zehn Grundregeln nach der Operation sowie wichtiger Supplementationsempfehlungen.
Wichtig ist es, schließlich konkrete Anwendungsbereiche zu finden und Vereinbarungen zu treffen. Wie in Kapitel 4.2 beschrieben, müssen Veränderungen konkret, erreichbar und auf einen nahen Zeitraum bezogen sein. Hausaufgabe bis zum nächsten Termin sollte in jedem Fall das Führen eines Ernährungstagebuchs sein, um eine Erfassung der Lebensmittelauswahl, Mengen und Nährstoffversorgung zu ermöglichen.
Zum Abschluss jeder Sitzung wird der Patient gewogen und Taillen- (bzw. Bauch-) und Hüftumfang gemessen, um die Abnahmeergebnisse zu dokumentieren. Anschließend erfolgt die Terminvereinbarung für die nächste Beratung, je nach Bedarf des Patienten, üblicherweise in etwa zwei bis drei Wochen.

4.3.2 Postoperative Ernährungsberatung II

Thema: Protein

- Kostaufbau fester Lebensmittel und mögliche Nahrungsmittelunverträglichkeiten
- Bedeutung von Eiweiß und Eiweißergänzungspräparaten
- Hochwertige, proteinreiche Lebensmittel und empfehlenswerte Proteinkombinationen

Lernziele:

- Umgang mit Nahrungsmittelunverträglichkeiten und geeignete Lebensmittel für den Kostaufbau mit fester Nahrung kennen
- Die besondere Bedeutung von Eiweiß für den Stoffwechsel kennen
- Hochwertige, proteinreiche Lebensmittel kennen
- Wissen, wie lange die Einnahme von Eiweißpräparaten notwendig ist

Einstieg und aktuelle Anliegen

Etwa vier Wochen nach Anlage des MBP wird der Großteil der Patienten den Einbau fester Kost beginnen. In diesem Zusammenhang ist es wichtig, Erfahrungen, Unverträglichkeiten und eventuelle Beschwerden des Patienten zu besprechen sowie abermals die Bedeutung eines angepassten Essverhaltens zu unterstreichen und ggf. geeignete und ungeeignete Lebensmittel zu besprechen. Es ist möglich, dass Patienten unter postoperativen Beschwerden leiden, die häufig auf ein ungünstiges Ernährungsverhalten zurückzuführen sind, welches thematisiert und modifiziert werden muss (vgl. 3.4). Sind die Gründe möglicher Unverträglichkeiten oder Beschwerden unklar, ermöglicht ein

Ernährungsbeschwerdetagebuch, in welchem auch Befinden, Ort und Aktivität bei der Nahrungsaufnahme festgehalten werden, Rückschlüsse auf mögliche Ursachen.
Angesichts der beschriebenen geringen Compliance von Patienten bariatrischer Operationen mit Nahrungsergänzungsmitteln, ist es sehr wichtig, in jedem Beratungstermin die Einnahme von Eiweiß-, Calcium- und Vitaminsupplementen genau zu erfragen, sich Supplemente zur gemeinsamen Beurteilung mitbringen zu lassen und ggf. nochmals auf deren besondere Bedeutung hinzuweisen (vgl. 3.6.1).

Information
Im Mittelpunkt des zweiten Beratungstermins steht das Thema „Protein". Anhand des mitgebrachten Ernährungstagebuchs lässt sich der Ist-Zustand der täglichen Eiweißzufuhr ermitteln und i. d. R. eindrucksvoll aufzeigen, wie schwierig es zunächst ist, über die reguläre Ernährung größere Mengen Eiweiß zu sich zu nehmen. Gemeinsam mit dem Patienten gilt es, Möglichkeiten zu erarbeiten, seine individuelle, tägliche **Eiweißzufuhr über die Ernährung** zu erhöhen. Infolge sehr geringer Nahrungsmengen, möglicher Unverträglichkeiten sowie der anatomischen Veränderungen des Magendarmtraktes, kann eine ausreichende Proteinversorgung, vor allem in den ersten Monaten nach der Operation über die Nahrung allein dennoch kaum gewährleistet werden. Neben einer besonders eiweißreichen Lebensmittelauswahl ist eine Supplementation folglich unabdingbar bis eine ausreichende Versorgung von **mindestens 60 g täglich** über eine ausgewogene Ernährung gewährleistet werden kann. Dies dauert oft weit über sechs Monate. Zur Verdeutlichung der Wichtigkeit kann der Berater dem Patienten an dieser Stelle Symptome und Folgen eines Eiweißmangels aufzeigen.
Beim Besprechen proteinreicher Nahrungsmittel (vgl. 3.6.2.1) kann die Ernährungsfachkraft erklären, dass tierische Lebensmittel wie fettreiches Fleisch, Milch oder Eier neben hochwertigem Eiweiß i. d. R. auch größere Mengen Fett, Cholesterin und Purine enthalten. Infolgedessen sollten fettarme Produkte bevorzugt und dem Patienten aufgezeigt werden, wie er seine tägliche Proteinzufuhr nicht nur mit tierischen, sondern auch proteinreichen pflanzlichen Lebensmitteln, wie z. B. Vollkornprodukten, decken kann. Besondere Eiweißkombinationen, wie z. B. Kartoffeln und Milchprodukte, können eine Ergänzungswirkung erreichen und die biologische Wertigkeit und damit die Nutzbarkeit des Proteins für den menschlichen Körper verbessern. Hilfreich ist es, dem Patienten durch Mahlzeitenbeispiele oder einen exemplarischen Speiseplan Möglichkeiten für die Erhöhung der Proteinaufnahme aufzuzeigen und mitzugeben.

Mit einem **Proteinshake** lässt sich i. d. R. etwa die Hälfte der täglich mindestens notwendigen 60 g Eiweiß decken. Mit Hilfe von beispielgebenden Speiseplänen kann der Berater dem Patienten eindrucksvoll aufzeigen, dass auch eine besonders proteinreiche Ernährung den Bedarf aufgrund der sehr geringen Essensmengen über viele Monate nur schwer decken kann und eine tägliche Supplementation i. d. R. unbedingt notwendig ist (vgl. 3.8, **Tab. 16, 17, 18**). Bei der Auswahl eines Eiweißshakes ist es wichtig, auf einen hohen Proteinanteil, möglichst wenig Zusatzstoffe und vor allem einen niedrigen Zuckergehalt zu achten. Von besonderer Bedeutung ist das Aminosäurenprofil des Präparates. Aufgrund der sehr unterschiedlichen Qualität von Proteinshakes, die hinsichtlich ihres Eiweiß- und Zuckergehaltes erheblich variieren können, ist eine Überprüfung des verwendeten Pulvers unbedingt notwendig (vgl. 3.6.2.1). Geschmacksneutrale Produkte ermöglichen es dem Patienten, den Shake z. B. mit Obst zu einem Fruchtsmoothie zu verarbeiten. Bei stärkeren Aversionen gegenüber Eiweißshakes, die z. T. auch nur phasenweise auftreten, kann es hilfreich sein, das Pulver anderen Produkten wie z. B. Joghurt, Quark oder Soßen (nach dem Aufkochen) beizumischen. Patienten berichten darüber hinaus, das Pulver u. a. in Brötchen o. ä. einzubacken. Bei anhaltenden, starken Aversionen gegenüber Eiweißshakes, ist neben einer ganz besonders proteinreichen Ernährung, ein Einsatz von flüssigen Aminosäuren oder Protein in Kapselform zu erwägen, was derzeit beides keine geeignete Alternative darstellt.
Besonders wichtig ist es, auch beim Eiweißshake die anfänglich sehr geringe Magenkapazität nicht über zu beanspruchen und einen Shake von zumeist mehr als 200 ml nicht auf einmal zu trinken, sondern zunächst auf zwei Mahlzeiten aufzuteilen.
Abschließend wiederholt der Berater, dass ein MBP eine Gewichtsabnahme nur unterstützen kann und ohne aktive Mitarbeit nicht zum gewünschten Ergebnis führen wird. Vielmehr ermöglicht er eine bessere Kontrolle der aufgenommenen Nahrungsmengen und lässt sich aufgrund des Dumping-Syndroms weniger leicht „austricksen“. Eine kontinuierliche Gewichtsreduktion wird jedoch nur gelingen, wenn der Patient sich täglich mit einer ausgewogenen Ernährung sowie ausreichend körperlicher Aktivität dafür einsetzt.

Abschluss

Im Anschluss an eine Klärung möglicher Verständnisprobleme oder Fragen, werden ein bis zwei konkrete Absprachen bezüglich Veränderungen des Ernährungsverhaltens vereinbart. Die Hausaufgabe, die der Umsetzung des theoretischen Wissens in die Praxis dient, könnte z. B. der Verzehr einer Eiweißkomponente zu jeder Mahlzeit sein.

Abschließend wird der Patient gewogen und der Taillen- und Hüftumfang gemessen. Es erfolgt die Terminvereinbarung für die nächste Beratung nach Bedarf in vier bis sechs Wochen.

4.3.3 Postoperative Ernährungsberatung III

Thema: Selbstwahrnehmung und Konditionierung

- Differenzierung und Bedeutung von Appetit/Hunger/Sättigung
- Selbstwahrnehmung und Störfaktoren des Essverhaltens
- Konditionierung

Lernziele:

- Appetit/Hunger/Sättigung für sich definieren können
- Störfaktoren des Essverhaltens erkennen
- Einen achtsameren Umgang mit Körperwahrnehmungen erlernen
- Bedeutung eines festen Essensplatzes kennen

Einstieg und aktuelle Anliegen

Sofern der Patient beschwerdefrei ist und von keinen Unverträglichkeiten berichtet, erkundigt sich der Berater nach den Erfahrungen mit der Hausaufgabe. Bei möglicherweise aufgetretenen Schwierigkeiten gilt es, mit dem Patienten Lösungsideen zu erarbeiten. In diesem Zusammenhang kann es sinnvoll sein, wichtige Informationen aus der vorherigen Einheit zu wiederholen, um das Wissen zu festigen. Abermals sollte sich der Berater versichern, dass alle notwendigen Nahrungsergänzungspräparate eingenommen werden.

Information

Im dritten Beratungstermin ist es an der Zeit, sich neben dem aktuellen Essverhalten genauer mit dem **präoperativen Essverhalten** und früheren Problematiken des Patienten zu beschäftigen. Waren beispielsweise emotionales Essen und/oder Grazing die Hauptursache des Übergewichts, können diese auch nach Anlage eines MBP erneut problematisch werden und erfordern deutliche Beachtung im Verlauf der weiteren Ernährungsberatungen.

Die dritte Ernährungsberatung beschäftigt sich im Schwerpunkt mit dem Thema Selbstwahrnehmung und Konditionierung. Ziel dieser Beratungseinheit ist es, Achtsamkeit des Patienten auf die Wahrnehmung von Körpersignalen zu lenken, Störfaktoren zu erkennen und den bewussten Umgang mit Außenreizen zu trainieren.

Der Berater unterstützt den Patienten darin, seine **Wahrnehmung von Appetit, Hunger und Sättigung** zu reflektieren und zu beschreiben. Bei Bedarf erklärt die Ernährungsfachkraft physiologische Zusammenhänge

von Essgeschwindigkeit, Zusammensetzung und Dauer der Mahlzeit mit der Hunger- und Sättigungswahrnehmung.
Im Zuge einer intensiven Auseinandersetzung des Patienten mit der eigenen Körperwahrnehmung, ist es sinnvoll, aktuelle Portionsgrößen zu hinterfragen. Ziel ist es, die Selbstwahrnehmung und -reflektion im Alltag zu fördern und herauszufinden, welche Portion – zwischen Hunger und extremer Sättigung bzw. Überessen – „genügend“ sein kann (vgl. 4.2.1).

Ein Patient berichtete in der Beratung einige Monate nach der Operation zum Frühstück nun 1,5 Knäckebrote mit Frischkäse zu essen. Von der Portionsgröße ist dies in Ordnung. Auf die Frage, warum er nun mehr esse, schwankte er jedoch zwischen den Begrifflichkeiten Hunger und Appetit. Bei der genaueren Differenzierung stellte er fest, dass sich Appetit auf spezifische Lebensmittel bezieht, während Hunger unabhängig von bestimmten Nahrungsmitteln ist und dass er weiterhin eigentlich bereits nach einem Knäckebrot satt wäre. Zu bemerken, dass er auch postoperativ bei einem einfachen Knäckebrot wieder mehr esse, allein deshalb, weil es schmecke und möglich sei, machte ihn nachdenklich.

Der Berater sammelt mit dem Patienten dessen **individuelle Störfaktoren,** die sein Essverhalten und seine Lebensmittelauswahl neben Appetit beeinflussen. Mögliche Außenreize, die dazu verleiten können mehr (oder auch weniger) zu essen, könnten hierbei z. B. Einsamkeit oder Gesellschaft, Verfügbarkeit von Lebensmitteln, Gerüche, Getränke, Alkohol oder die Umgebung und Atmosphäre beim Essen sein (vgl. 4.2.1). Eine völlige Unabhängigkeit des Essverhaltens von Gefühlen ist kaum möglich. So wird ein Konflikt oder eine traurige Nachricht den einen Menschen gefühlt regelrecht den Hals zu schnüren, während andere Essen als Beruhigungsmittel erleben. Auch wenn Emotionen sich nicht vollständig vom Essen entkoppeln lassen, ist es möglich, sich dieser bewusst zu werden. Eine Identifizierung individueller Störfaktoren ist die Basis, um Lösungsmöglichkeiten zu erarbeiten und mit Achtsamkeit, Zeit und Übung einen angemessenen Umgang mit Außenreizen zu erlernen.
Zeigt ein Patient emotionales Essen und/oder hat er Nahrungsmittel präoperativ regelmäßig als Kompensationsmittel eingesetzt, kann es sinnvoll sein, die Suche nach dem wahren Bedürfnis anzuregen. Handelt es sich tatsächlich um Hunger auf „Lebensmittel“ oder Hunger auf „Mittel zum Leben“? Bei „Hunger“ auf Liebe, Ruhe oder Gesellschaft ist es umständlich und wenig hilfreich, zuerst einen Schokoriegel zu essen. Oft ist die Nahrung, die den Hunger stillen kann, nicht materieller Natur (Reich-Soufflet 2012).
Die dritte Beratungseinheit dient also auch der Auseinandersetzung mit der Frage, ob und in welchem Ausmaß Essen instrumentalisiert wird. Sollte dies der Fall sein, wird ein Patentrezept wie ein Beispielessensplan den Patienten nicht „erlösen“ und je nach Schwere der Instrumentalisierung der

Nahrung kann es für Patienten sinnvoll sein, therapeutische Unterstützung in Anspruch zu nehmen (Reich-Soufflet 2012).
Neben der Grundvoraussetzung einer regelmäßigen und ausgewogenen Ernährung, können **verhaltenstherapeutische Interventionen** wie das Anlegen einer Notfallbox mit positiven Gegenständen/Erinnerungen sowie praktischen Verhaltensstrategien hilfreich sein. Auch die Einhaltung eines festen Essensplatz, an welchem auch jegliche Art von Zwischenmahlzeiten oder Süßigkeiten gegessen werden, wird vielfach als hilfreich empfunden (vgl. 4.2.1).
Der Berater kann dem Patienten an dieser Stelle die Grundlagen der **Konditionierung** aufzeigen und auf die Bedeutung der Gewöhnung hinweisen (vgl. 4.2.1). Wichtig ist es, zu vermitteln, dass nur ein bewusstes Verhalten verändert werden kann und dass langfristige Veränderungen Zeit brauchen. Wenn man seine Hände faltet, so wird jeder Mensch grundsätzlich einen bestimmten Daumen oben liegen haben. Bespricht man mit diesem Menschen, die Hände genau andersherum zu falten, so dass der andere Daumen oben liegt, wird er es umsetzen können, aber es wird sich zunächst seltsam anfühlen. Doch auch wenn er sich vornimmt, die Hände von nun an immer anders herum zu falten, wird er über einen sehr langen Zeitraum unbewusst immer wieder die gewohnte Position der Hände einnehmen und nur mit viel Training und einer bewussten Wahrnehmung in der Lage sein, sich umzugewöhnen.

Abschluss
Zum Abschluss der Beratung wird abermals eine konkrete Hausaufgabe, wie z. B. die Einhaltung eines festen Essensplatzes, vereinbart. Sofern keine weiteren Fragen bestehen, erfolgt das Wiegen und Messen des Taillen- und Hüftumfangs. Die vierte Ernährungsberatung wird, in Abhängigkeit des Bedarfs, in etwa sechs Wochen vereinbart.

4.3.4 Postoperative Ernährungsberatung IV

Thema: Mahlzeitenplanung und flexible Kontrolle
- Mahlzeitenplanung
- Bedeutung einer ausgewogenen Ernährung nach MBP
- Flexible Kontrolle und Austauschmöglichkeiten

Lernziele:
- Bedeutung einer Mahlzeitenplanung zur Prävention von Überessen und vermehrten Zwischenmahlzeiten kennen
- Auswirkungen von Restriktions- und Malabsorptionskomponente des MBP auf die Nährstoffversorgung verstehen und sich der Bedeutung einer ausgewogenen Ernährung bewusst sein

- Bedeutung einer flexiblen Kontrolle kennen und bewusst Austauschmöglichkeiten abwägen können

Einstieg und aktuelle Anliegen
Wie in jeder Beratungseinheit stehen zunächst Befinden und Erfahrungen des Patienten mit Lebensmitteln im Vordergrund. Das Besprechen der Hausaufgabe stellt einen Bezug zum vorherigen Termin dar. Der Patient berichtet von seinen Erfahrungen mit einer bewussteren Wahrnehmung bzgl. Hunger, Appetit und Sättigung und der Berater hat die Möglichkeit, wichtige Informationen zu wiederholen. Wenn der Patient keine Beschwerden, Unverträglichkeiten oder Fragen hat, wird der Berater zum Informationsteil übergehen.

Information
Im Mittelpunkt der vierten Ernährungsberatung stehen Mahlzeitenplanung und flexible Kontrolle des Essverhaltens.
Im Rahmen der Besprechung der aktuellen Mahlzeitenstruktur und Lebensmittelauswahl, zeigt sich, ob sich seit dem letzten Termin vermehrte Zwischenmahlzeiten eingeschlichen haben oder wie oft sich bereits weniger gesunde „Ausnahmen" in der täglichen Lebensmittelauswahl finden.
Die vierte Ernährungsberatung bietet ebenfalls Raum sich einzelne **Aspekte der Sequenzen des Essverhaltens** genauer anzuschauen (vgl. 4.3). Von besonderer Bedeutung ist eine bewusste **Mahlzeitenplanung**, zur Vermeidung ungeplanter Snacks. Besondere Aufmerksamkeit benötigt gelegentlich auch eine Einkaufsplanung. So hinterfragt der Berater beispielsweise wann und wie entschieden wird, was es zu essen gibt und spricht mit dem Patienten ggf. über die Zubereitung der Mahlzeiten, die Lebensmittelauswahl und/oder Möglichkeiten einer Vorausplanung in Form einer Tagesstruktur oder Wochenplänen. Ziel einer bewussten Mahlzeitenplanung ist es, dass Risiko zu verringern, zwischendurch zu essen oder nach zu langen Hungerphasen zu überessen sowie sicherzustellen, dass sich bestimmte Lebensmittel wie z. B. frisches Obst und Gemüse im Haus befinden.
Auch wenn die Nahrungsmengen zu diesem Zeitpunkt noch gering sind und zurzeit die größte Gewichtsabnahme stattfindet, ist langfristig die **Energiedichte** der Nahrung entscheidend, da die Kalorien- und Fettzufuhr auch bei kleinen Portionen hoch sein kann.
Wichtig ist es, mit dem Patienten zu wiederholen, dass es aufgrund der Mengeneinschränkung durch die Restriktionskomponente des MBP besonders entscheidend ist, womit der kleine Magenpouch gefüllt wird

(**Nährstoffdichte**). Hinzu kommt die Malabsorptionskomponente, die die Nährstoffaufnahme zusätzlich und auch bei steigenden Portionsgrößen dauerhaft einschränkt.
In diesem Zusammenhang können bei Bedarf versteckte Fette oder Zucker besprochen werden, die sich am besten anhand einer Auflistung verschiedener Lebensmittel aufzeigen lassen, welche der Patient mit nach Hause nehmen kann. Hier gilt es, mögliche Austauschmöglichkeiten mit dem Patienten zu erarbeiten. So könnte er beispielsweise seinen bisherigen Margarinenverzehr (80 g Fett/100 g) durch Halbfettmargarine ersetzen (40 g Fett/100 g) oder eventuell einen Frischkäse wählen (30 g Fett/100 g). Entscheidet sich der Patient in diesem Zusammenhang für einen fettreduzierten Frischkäse, kann der Fettgehalt auf 1/10 und somit nur etwa 8 statt 80 g Fett/100 g gesenkt werden, ohne gänzlich verzichten und das Brot trocken essen zu müssen. Eine noch fettärmere Möglichkeit wäre es z. B. Magerquark oder Tomatenmark anstelle des Frischkäses zu verwenden oder das Brot durch Gurken- oder Tomatenscheiben saftig zu belegen.
Der Berater wiederholt, dass die Magendehnung einen wichtigen Bestandteil des Sättigungsprozesses darstellt. Lebensmittel mit einem hohen Wassergehalt und einer damit verbundenen niedrigen Energiedichte bewirken durch den kleinen Magenpouch zunächst eine ähnliche Sättigung wie eine fettreiche Ernährung. Dies ist beispielsweise bei einem hohen Anteil an Obst und Gemüse der Fall (DGE et al. 2008). In diesem Zusammenhang kann es sinnvoll sein, auch auf die Bedeutung und Funktion von Ballaststoffen bezüglich der Sättigung sowie der Regulierung der Verdauung hinzuweisen. Obst, Gemüse sowie Vollkornprodukte sind aus dieser Perspektive nicht nur gesundheitsförderlich, sondern werden auch in Bezug auf ihre Wirkung bzgl. Sättigung und Gewichtsstabilisierung besprochen.
Ziel ist es, eine bewusstere Lebensmittelauswahl des Patienten nach dem **Prinzip der flexiblen Kontrolle** zu fördern (vgl. 4.2.1). Besagt der eigene Vorsatz, nie wieder Schokolade zu essen, kann das Verlangen rasch so groß werden, dass dem Druck nicht mehr standgehalten wird. Strikte Verbote und zu eng gesteckte eigene Grenzen erhöhen demnach die Gefahr eines Zusammenbruchs des Kontrollsystems. Ein Übertritt führt häufig nicht nur zu einer deutlich heftigeren Kompensation („jetzt ist es sowieso egal"), sondern i. d. R. auch zum Gefühl von Versagen und Disziplinlosigkeit, was nicht selten (in einem Teufelskreis) wieder durch essen kompensiert wird.
Neben einer flexiblen Kontrolle, die bedachte Ausnahmen einschließt, geht es also darum, seine Lebensmittelauswahl bewusst zu hinterfragen und ggf.

fettärmere oder gesündere Austauschmöglichkeiten zu finden, die ähnlich gut schmecken.

Abschluss
Neben einer konkreten Hausaufgabe ist es sinnvoll, den Patienten zur nächsten Beratung abermals ein Ernährungsprotokoll führen zu lassen. Neben einer erneuten Stärkung der Selbstreflektion dient dieses in der folgenden Beratung der Überprüfung von Portionsgrößen, Lebensmittelauswahl und vor allem der Eiweiß- und Nährstoffversorgung über die Nahrung.
Wie üblich wird der Patient zum Ende der Sitzung gewogen und es werden Taillen- und Hüftumfang gemessen. Der Termin für die fünfte und z. T. leider letzte Ernährungsberatung wird abermals in ungefähr sechs Wochen, also etwa fünf bis sechs Monate nach Anlage des MBP vereinbart.

4.3.5 Postoperative Ernährungsberatung V

Mögliche Themen für die fünfte EB und Folgeberatungen:

- Ernährungsaufklärung zu Fetten, Kohlenhydraten, etc.
- Selbstbeobachtungstechniken, angemessene Gewichtskontrolle
- Emotionales Essen, Umgang mit Süßigkeiten und Stopptechniken
- Zucker und Süßungsmittel
- Dumping Syndrom
- Laktoseintoleranz
- Möglichkeiten und Bedeutung körperlicher Aktivität
- Einkauf und Vorratshaltung
- Essen außer Haus und Umgang mit Einladungen
- Nährwertkennzeichnung, Zutatenlisten und Produktdeklaration

Im fünften Basistermin ist es an der Zeit, bedarfsangepasst die Fortsetzung der ernährungstherapeutischen Nachsorge zu besprechen (vgl. 4.5).
Wird die Beratung entgegen der Empfehlung nicht über die fünf von den Krankenkassen bezuschussten Termine weitergeführt, dient die vorerst letzte Ernährungsberatung einer abschließenden Zusammenfassung wichtiger Inhalte, bisheriger Erfahrungen, Fortschritte und Rückschläge und bietet Raum für Fragen.
In der fünften Beratung gilt es, in jedem Fall nochmals die wichtigsten Grundregeln nach der OP zu wiederholen und eine adäquate Supplementation zu überprüfen. Im Hinblick auf den kleinen Magenpouch und die Malabsorptionskomponente des MBP ist die wiederholte Betonung der Notwendigkeit einer ausgewogenen Ernährung sowie lebenslangen Einnahme von Nahrungsergänzungspräparaten von besonderer Bedeutung.

Zu diesem Zeitpunkt ist es sinnvoll, die Eiweißversorgung über die Nahrung mithilfe eines Ernährungstagebuchs nochmals genau zu überprüfen und die Einnahme von Proteinsupplementen ggf. anzupassen. Gestaltet sich die Ernährung sechs Monate nach der Operation wieder abwechslungsreich und werden ausreichende Mengen an Eiweiß zugeführt, kann die Einnahme von entsprechenden Eiweißsupplementen ggf. reduziert werden. Viele Patienten benötigen einen täglichen Eiweißshake nach Anlage eines MBP jedoch weit über sechs Monate hinaus.
Weitere Themen ergeben sich u. a. aus Wünschen oder Schwierigkeiten der Patienten. Die Magenbypassoperation liegt nun schon einige Monate zurück, die Portionsgrößen haben sich, je nach Patient und dem Befolgen der angeratenen Grundregeln, nach der Operation wieder vergrößert und insbesondere das Früh-Dumping ist oftmals schwächer geworden.
Einige Patienten berichten von zurückkehrendem Verlangen nach Süßigkeiten, andere vertragen zunehmende Mengen. Wichtige Themen können demzufolge „Zucker und Süßungsmittel" und/oder der Umgang mit Süßigkeiten sein.
Die Ernährungsfachkraft könnte den Patienten auf den Unterschied zwischen Süßstoffen und Zuckeraustauschstoffen hinweisen und Vor- und Nachteile aufzeigen. In diesem Zusammenhang ist es sinnvoll, nochmals auf Zucker als „leeren Energieträger" einzugehen und ggf. die unterschiedliche kalorische Bedeutung von Süßigkeiten zu besprechen. Obwohl Süßigkeiten bei farblich sortierten Lebensmittellisten zumeist einheitlich rot erscheinen, gibt es kalorisch deutliche Unterschiede. So hat ein kleines Tütchen Gummibärchen beispielsweise 50 kcal und 0 g Fett, während ein Ferrero Küsschen bei 55 kcal und 4 g Fett und eine Mozartkugel sogar bei 100 kcal und 6 g Fett liegt. Es ist folglich einen Blick wert, die Nährstoffzusammensetzung zu vergleichen und sich vielleicht für die fettärmere und niedrigkalorischere Alternative zu entscheiden. Bei zuckerreduzierten Produkten ist der Fettgehalt zu prüfen, da ein geringer Zuckergehalt in der Industrie häufig durch eine entsprechende Fettkomponente ausgeglichen wird, so auch umgekehrt.
Je nach Situation des Patienten kann es wichtig sein, das Essverhalten noch einmal detailliert zu besprechen. Gibt es Hinweise für anhaltendes oder wiederkehrendes emotionales Essen oder Schwierigkeiten im Umgang mit Süßigkeiten, können individuelle Möglichkeiten von Stopptechniken oder Selbstbeobachtungsmethoden hilfreich sein. Entscheidend ist es, dem Patienten nicht nur die Theorie aufzuzeigen, sondern ihn dabei zu unterstützen, individuelle, realitätstaugliche Methoden und Lösungswege für seinen persönlichen Alltag zu entwickeln. Eine Alternative dazu, sich nach einem schlechten Tag mit Süßigkeiten aufzuheitern, könnte es beispielsweise

sein, die beste Freundin anzurufen, ein Schaumbad zu nehmen oder Wut „raus zu tanzen“. Geeignet sind oftmals auch nicht-essbare Belohnungssysteme (Token), Wochenchecklisten zur Kontrolle und Einhaltung von Vorsätzen oder eine Notfallbox für schwierige Momente (vgl. 4.2.1).
Ein Sensoriktraining, in dem z. B. Süßigkeiten in einem bestimmten Rahmen ganz bewusst gesehen, gerochen und geschmeckt werden, wird zur Stärkung von Genussfähigkeit und Achtsamkeit vielfach als hilfreich empfunden. Lebensmittel werden bewusster wahrgenommen und gewürdigt, so dass ein Schlingen und vor allem unbewusstes Nebenbei-Essen, nicht selten mit schlechtem Gewissen verbunden, reduziert oder gar verhindert werden kann.
Abschließend ist es empfehlenswert, noch einmal die Bedeutung der flexiblen Kontrolle und Energiedichte bei der Lebensmittelauswahl zu wiederholen und dem Patienten mit auf den Weg zu geben, dass er nicht auf alles verzichten müsse, sondern es darum geht, bewusst zu genießen, leckere und geeignete Austauschmöglichkeiten zu finden und langfristig eine gesunde, aber alltagstaugliche Ernährung zu etablieren.

Abschluss
Zum Ende der fünften Ernährungsberatung werden abermals Gewicht und Maße dokumentiert und die bisherigen Erfolge besprochen.
Der Berater weist nochmals darauf hin, dass es nach ein bis spätestens zwei Jahren zu einer Gewichtsstabilisierung kommen wird. Es ist von großer Bedeutung zu wiederholen, dass eine langfristige Gewichtsabnahme und -stabilisierung nach Anlage eines MBP nur durch eine ausgewogene Ernährung und ausreichende körperliche Aktivität erreicht werden kann.
Die wachsenden Portionsgrößen, zunehmende Verträglichkeit von Lebensmitteln und zurückkehrender Appetit und Hunger, bergen die Gefahr, in alte Verhaltensweisen zurückzufallen und wieder an Gewicht zuzunehmen. Wichtig ist es, dies frühzeitig zu erkennen und bei Bedarf erneut einen Beratungstermin zu vereinbaren.
Im Idealfall wird die Ernährungsberatung im Rahmen einer Langzeitbegleitung fortgesetzt und es erfolgt eine Terminvereinbarung in drei bis spätestens sechs Monaten, also etwa zwölf Monate nach Anlage des MBP.

4.3.6 Variation Gruppenberatung

Die ideale Gruppengröße liegt i. d. R. zwischen fünf und zehn Patienten (Rechtien 2004), wohingegen Gruppen in der Verhaltenstherapie aus 10 bis 20 Teilnehmern bestehen können (Cooper, Fairburn, Hawker 2008). Kleinere Gruppen bieten zwar eingeschränktere Interaktionsmöglichkeiten und infolgedessen weniger Möglichkeiten zur Entwicklung differenzierter Per-

spektiven und Lösungsansätze, sie schaffen jedoch mehr Raum für einzelne Teilnehmer (Rechtien 2004).
Da es im Rahmen einer Gruppenberatung nicht möglich ist, im selben Maße auf den Patienten einzugehen wie in Einzelsitzungen, muss ein klarer Rahmen vorgegeben werden und ein schriftliches Festhalten des roten Fadens und der wichtigsten Informationen den Transfer sichern. Dies könnte z. B. anhand eines Whiteboards oder Flipcharts erfolgen, womit die Teilnehmer immer wieder die Möglichkeit haben, nach einem eventuellen Abschweifen ihrer Gedanken, problemlos ins Thema zurückzufinden. Sinnvoll ist es, einen Überblick über Sitzungsinhalte zu geben sowie die Gruppenmitglieder in die Themenwahl einzubeziehen und darauf hinzuweisen, dass Ergänzungen und Verbesserungsvorschläge erwünscht sind.
Der Informationsteil von Gruppenberatungen muss aufgrund der Teilnehmerzahlen zumeist in Form eines Vortrags stattfinden. Um die Aufmerksamkeit der Teilnehmer zu erhalten und eine bessere Aufnahme zu gewährleisten, empfiehlt sich eine anschauliche, interaktive Arbeit mit Gruppenarbeitsmethoden und praktischen Übungen (Reichel, Rabenstein 2005).

Beispiel für die erste Gruppensitzung
Nach einem Überblick über den Stundenablauf sowie die kommenden Sitzungen, z. B. anhand eines Flipcharts, empfiehlt sich die Blitzlicht-Methode zum gegenseitigen Kennenlernen.
In der ersten Sitzung werden die Grundlagen der Ernährung nach Anlage eines MBP besprochen. Um alle Teilnehmer in den Prozess mit einzubeziehen, hat der Berater die Grundregeln auf kleinen Pappkarten vorbereitet und verteilt sie verdeckt an die Teilnehmer. Jeder hat nun ein bis zwei Karten, die ggf. übrigen werden von der Ernährungsfachkraft einbehalten. Jeder Patient wird seine Karte laut vorlesen und anschließend an eine vorbereitete Pinnwand heften. Nun kann die Gruppe diese Karte diskutieren, Erfahrungen und Schwierigkeiten austauschen und der Berater hat die Möglichkeit zu ergänzen und die Bedeutung und Umsetzungsideen zu besprechen.
Bei Gruppenberatungen ist zu bemerken, dass jedes Verhalten in der Gruppe „öffentlich“ geschieht, d. h. eine zumeist deutlich höhere Hemmschwelle vorliegt. Die Aufgabe der Ernährungsfachkraft liegt darin, es jedem Teilnehmer zu ermöglichen sich einzubringen. Hierbei ist es wichtig, auf mögliche Ängste, Erwartungen und Hoffnungen der Patienten einzugehen. Sinnvoll sind Einstiegs- und Eröffnungsthemen, zu denen sich jeder Patient äußern kann.
Eine Dokumentation von Gewicht, Taillen- und Hüftumfang ist im Rahmen einer Gruppenberatung i. d. R. nicht realisierbar.

Beispiel für eine Gruppensitzung

Das klassische Thema „Fette" lässt sich z. B. in Form eines Spiels interessanter und interaktiver gestalten. Der Berater bereitet 12 bis 15 Karteikarten vor, auf denen Lebensmittel mit unterschiedlichem Fettgehalt notiert sind (z. B. Hüttenkäse, Salami, Leberwurst, Gummibärchen, Marzipan). Die Teilnehmer werden je nach Gruppengröße nun aufgefordert, diese gemeinsam an der Pinnwand bzw. in Kleingruppen zu sortieren. Anschließend bespricht die Ernährungsfachkraft mit den Teilnehmern anhand der Gruppenergebnisse die richtige Reihenfolge und hat nebenbei die Möglichkeit, auf den Cholesteringehalt und die Unterschiede in der Qualität der Fette einzugehen sowie Informationen zu vermitteln, wie z. B. „Je streichfähiger eine Wurst, desto höher i. d. R. der Fettgehalt". Dieses Sortierspiel lässt sich ebenso gut zum Einschätzen von Eiweißgehalten nutzen.

Beispiel für die letzte Gruppensitzung

Die letzte Gruppenernährungsberatung bietet Raum für Fragen oder letzte Unsicherheiten der Teilnehmer. Der Berater wird zu Beginn der Ernährungseinheit mit Hilfe der Metaplantechnik Themen und offen gebliebene Fragen der Patienten zusammentragen. Hierzu bekommt jeder Teilnehmer zwei Pappkarten und einen Stift, so dass er seine Wünsche notieren kann. Nach etwa fünf Minuten werden die Karten eingesammelt und vom Berater anonym, der Reihe nach, unter Einbeziehung der Gruppe, thematisch geordnet an die Pinnwand geheftet. Die Teilnehmer haben so die Möglichkeit, offene Fragen bzw. Themen anzusprechen, bei denen noch Gesprächsbedarf besteht.

4.4 Exkurs Bewegungstherapie

Die evidenzbasierte Leitlinie zur Prävention und Therapie der Adipositas (2007) weist daraufhin, dass für eine messbare Gewichtsreduktion im Rahmen der allgemeinen Therapie der Adipositas ein zusätzlicher Energieverbrauch von ernüchternden 2500 kcal pro Woche erforderlich ist. Dies entspricht fünf Stunden zusätzlicher körperlicher Aktivität pro Woche. Aufgrund des erhöhten Energieverbrauchs trägt vermehrte Bewegung aber vor allem zur Gewichtserhaltung bei. Der Leitlinie zufolge sind zur Gewichtsstabilisierung drei bis fünf Stunden körperliche Aktivität pro Woche, mit einem zusätzlichen Energieverbrauch von mindestens 1500 kcal, erforderlich. Im Hinblick auf die Gewichtserhaltung hat eine gesteigerte Alltagsaktivität dabei einen ähnlich günstigen Effekt wie ein strukturiertes Bewegungsprogramm.

Nach Anlage eines MBP fördert körperliche Aktivität den Erhalt und Aufbau von Muskulatur, unterstützt die Bindegewebsrückbildung, Gewichts-

reduktion und anschließende -stabilisierung (Weiner 2009). Bond et al. (2009) stellten bei Patienten, die sich postoperativ regelmäßig körperlich betätigen, im Vergleich zu Inaktiven neben einer stärkeren Gewichtsreduktion (vgl. 3.3) eine deutliche Verbesserungen der allgemeinen sowie psychischen Gesundheit und Lebensqualität fest. Freire et al. (2012) zeigten, dass ein bewegungsarmer Lebensstil nach MBP signifikant mit einem erneuten Gewichtswiederanstieg korreliert.
Evans et al. (2007) berichten, das bereits mindestens 150 Min. regelmäßige körperliche Aktivität mittlerer bis höherer Intensität pro Woche nach MBP einen signifikant höheren Gewichtsverlust erzielen.

In Abhängigkeit von Operationsverlauf und Vorerkrankungen sollte eine Bewegungstherapie etwa vier Wochen nach Anlage eines MBP begonnen werden. Neben anfänglichen Spaziergängen sind zunächst Schwimmen sowie gelenk- und wirbelsäulenschonende Übungen empfehlenswert. Im Rahmen eines Stufenprogramms ist es sinnvoll, ein aus abwechselnd kardiovaskulären und bindegewebsstärkenden Einheiten bestehendes Training langsam zu intensivieren (vgl. **Abb. 13**). Durch eine steigende Gewichtsreduktion können ab der 16. Woche auch dynamischere Sportarten wieder möglich sein (Ludwig et al. 2009).

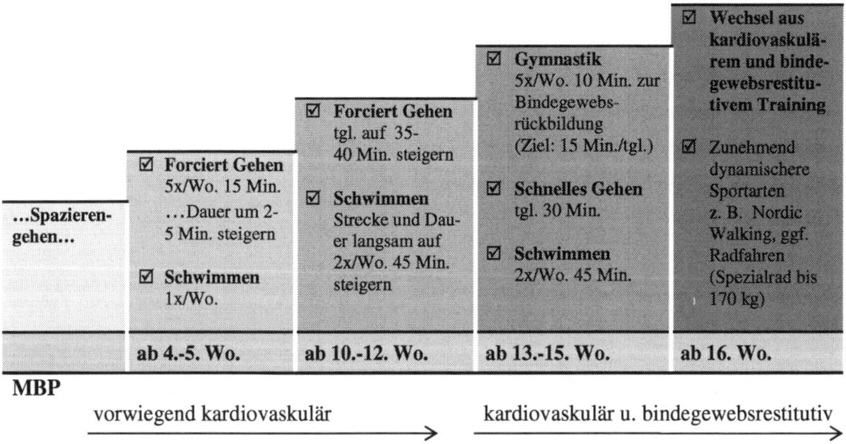

Abbildung 13: Stufenprogramm Bewegungstherapie nach MBP.
Quelle: modifiziert nach Ludwig et al. 2009.

Hilfreich ist es, mit Patienten an möglicherweise früher ausgeübte Sportarten oder Interessen anzuknüpfen. Um Anknüpfungspunkte zu erhalten, kann es interessant sein, Patienten von ihrem schönsten Bewegungserlebnis erzählen zu lassen (niedrigschwelliges Beispiel wie z. B. einen schönen

Sparziergang wählen). Eine weitere Möglichkeit, Hinweise auf Vorgeschichte, Motivationsgründe und Anspruch an Bewegung zu erhalten, ist es, Patienten eine Art Bewegungshistorie zeichnen zu lassen, in welcher sie Art und Intensität körperlicher Aktivität in unterschiedlichen Phasen ihres Lebens notieren, die in der Beratung aufgegriffen werden kann. Zur Motivation kann es ebenfalls sinnvoll sein, mit individuellen Belohnungsprogrammen zu arbeiten (vgl. 4.2.1). Auch die Verwendung eines Schrittzählers, zur Kontrolle der Leistungssteigerung beim täglichen Gehen, ist empfehlenswert. Patienten haben so die Möglichkeit, sich selbst überbieten und ihre Erfolge messbar überprüfen zu können. Mit sinkendem Gewicht wird auch Fahrradfahren interessanter, ermöglicht es neben Bewegung auf kurzen Strecken auch eine Geld- und Zeitersparnis. Beliebt sind darüber hinaus Gruppenangebote wie Walking oder Aquagymnastik-Kurse. Viele Selbsthilfegruppen bieten diesbezüglich spezielle Kurse oder Sonderkonditionen an (Ludwig et al 2009).

4.5 Postoperative Nachsorge

Die Häufigkeit von Nachsorgeterminen richtet sich insbesondere nach auftretenden Beschwerden und Komplikationen sowie der Dynamik des Gewichtsverlustes. Ein allgemein anerkanntes Nachsorgeschema gibt es bisher nicht (CA-ADIP 2010). Heber et al. (2010) weisen in ihrer Leitlinie darauf hin, dass das postoperative Management bariatrischer Patienten damit beginnt, bereits vor der Operation über ein geeignetes Nachsorgeteam zu verfügen und Patienten hinsichtlich Ernährungsumstellung und Verhaltensmodifikation direkt nach der Operation und im Rahmen einer Langzeitnachsorge zu unterstützen.

Im Anschluss an die fünf vorgestellten Beratungseinheiten im ersten halben Jahr nach Anlage eines MBP ist eine Weiterführung der Ernährungsberatungen zur Unterstützung einer dauerhaften Gewichtsreduktion und Prävention von Rückfällen überaus sinnvoll. Da die Anlage eines MBP mit Nährstoffdefiziten sowie Kurz- und Langzeitkomplikationen einhergeht, sollte während der ersten ein bis zwei Jahren nach der Operation eine verstärkte Überwachung stattfinden (Malinowski 2006). Vielfach ist neben der medizinischen und ernährungsphysiologischen Betreuung auch eine verhaltenstherapeutische Behandlung empfehlenswert. Essen dient oftmals als Kompensationsmittel, beispielsweise bei Trauer oder in Stress- oder Konfliktsituationen. Ärger wird buchstäblich „heruntergeschluckt“ oder „in sich hineingefressen“, wenn offener Umgang mit Konflikten schwer fällt. Ist dies der Fall, ist es also essentiell alternative Verhaltensstrategien zu erlernen und zwar möglichst bevor eine bariatrische Operation erfolgt, da diese nur die Folgen, nicht aber die Ursachen der Probleme beheben

kann. Schweres Übergewicht kann auch eine Schutzmauer darstellen oder dazu dienen, Gefühle zu überdecken. Da jedoch nur der Magendarmtrakt und „nicht der Kopf" operiert wird und ein rapider Gewichtsverlust zu schnell für Körpergefühl und Psyche sein kann, ist eine psychotherapeutische Betreuung im Hinblick auf einen langfristigen Erfolg der chirurgischen Maßnahme oftmals von besonderer Bedeutung.
Autoren empfehlen Nachsorgetermine bei einem in der Adipositas-Therapie erfahrenen Arzt und einer Ernährungsfachkraft unmittelbar nach der Operation und weitere zwei, sechs und zwölf Wochen postoperativ. Des Weiteren sollten Termine nach 6, 12, 18 und 24 Monaten sowie anschließend jährlich stattfinden (Moizé et al. 2003, Wardé-Kamar et al. 2004).
Auch das vorliegende Beratungskonzept sieht die ersten fünf Ernährungsberatungstermine, welche von Krankenkassen bezuschusst werden, postoperativ innerhalb des ersten halben Jahres vor. Ziel ist es, frühzeitig notwendiges Wissen zu vermitteln sowie Verhaltensmodifikationen einzuleiten und die Umsetzung in den Alltag zu unterstützen. Zusätzlich ist mindestens eine weitere Ernährungsberatung spätestens zwölf Monate nach Anlage des MBP sinnvoll, um Lernfortschritte beurteilen zu können und bei Rückfallen in alte Verhaltensweisen sowie einer möglichen Gewichtsstagnation oder -zunahme frühzeitig eingreifen zu können. Anzumerken ist, dass erneute Schwierigkeiten im Essverhalten und Rückfälle oftmals erst Monate bis Jahre nach der Operation auftreten – zu einem Zeitpunkt, in dem sich viele Patienten nicht mehr in (ernährungstherapeutischer) Nachsorge befinden. Doch insbesondere in Zeiten steigender Portionsgrößen und wiederkehrenden Heißhungers und Appetits auf Süßigkeiten, benötigen Patienten Unterstützung, so dass weitere Beratungseinheiten 18 und 24 Monate postoperativ sowie anschließend bedarfsangepasst etwa jährlich empfehlenswert sind (vgl. **Tab. 24**).

Entscheidend ist es, Patienten zu vermitteln, dass insbesondere bei auftretenden Schwierigkeiten oder einem Gewichtsanstieg eine erneute Beratung erforderlich ist. Sich bei auftauchenden Schwierigkeiten frühzeitig um Hilfe zu bemühen, zeigt Selbstverantwortung und ist kein Anzeichen für Versagen. Das Erlernen einer umfassenden Selbstbeobachtung ist unerlässlich und auch ein wöchentliches Wiegen als Kontrollmöglichkeit sehr sinnvoll.

Aufgaben einer qualifizierten Ernährungsberatung

Kurzfristig: Begleitung einer postoperativen Ernährungsumstellung

- Einhaltung der Grundregeln nach der Operation
- bestmögliche Nährstoffversorgung/adäquate Supplementation
- Wahrnehmung von Hunger und Sättigung trainieren
- Portionstraining
- Ernährung bei Unverträglichkeiten
- Anleitung/Hilfestellung bei der Nahrungszubereitung

Langfristig: Begleitung von dauerhaften Ernährungs-/ Lebensstilveränderungen

- ausgewogene Ernährung bei steigenden Portionsgrößen
- Umgang mit wiederauftretendem Appetit/Heißhunger
- Essen außer Haus und Umgang mit Einladungen
- Mahlzeitenstruktur
- flexible Kontrolle, Konditionierung, Sensoriktraining

Die praktische Realisierung einer umfassenden Nachsorge für Patienten mit einem MBP erfordert eine interdisziplinäre Zusammenarbeit von Ärzten und Ernährungsfachkräften. Neben dem Gewicht, den Veränderungen der Komorbiditäten und der Bestimmung der Laborparameter, sollte im Rahmen der Nachsorge auch der Ernährungszustand sowie das aktuelle Ess- und Ernährungsverhalten erfasst werden (DGCA, DAG 2006). Eine regelmäßige Besprechung von Ernährungstagebüchern kann Ernährungsumstellungen und eine entsprechende Verhaltensmodifikation verstärken (Mallory 1992).

Ideal ist eine Zusammenarbeit von Ernährungsmediziner und Ernährungsfachkraft in einer Praxis (vgl. **Tab. 24**). Zeitsparend für Berater und Patient können auf diese Weise aktuelle Schwierigkeiten, Absprachen und Laborparameter unkompliziert ausgetauscht bzw. eingesehen werden und Nachsorgetermine am gleichen Tag stattfinden. Eine gemeinsame Dokumentation ermöglicht ein transparentes, optimales Ineinandergreifen beider Fachdisziplinen, so dass bei auftretenden Schwierigkeiten zeitnah medizinische oder ernährungstherapeutische Interventionen eingeleitet werden können.

Tabelle 24: Nachsorgeschema - Vorschlag aus eigener Praxis

Ernährungsmediziner	**1. Jahr Monat 0**	**3**	**6**	**9**	**12**	**2. Jahr Monat 15**	**18**	**21**	**24**	**3. Jahr Monat 30**	**36**
Anamnese: Komplikationen, Ernährung, körperliche Aktivität, Supplemente	x	x	x	x	x		x		x	x	x
Gewicht, BMI, EWL, Bauch-/Hüftumfang	x	x	x	x	x		x		x	x	x
Körperliche Untersuchung, z. B. Haut	x	x	x	x	x		x		x	x	x
Labor			x		x		x		x		x
ggf. BIA-Messung	x		x		x		x		x		

Ernährungsfachkraft	**Monat 1 2 3 4 5 6 12**		
Ernährungsberatung, inkl. Erfassung von Gewicht/ BMI/ Maßen, Supplementen	x x x x x x	x x	x

→ Zusammenarbeit in einer Praxis ideal ←

Eine qualifizierte Ernährungsberatung und damit verbundene Verhaltensänderungen im Alltag der Patienten sind im Hinblick auf einen langfristigen Erfolg der chirurgischen Maßnahme unabdingbar. Eine Kostenübernahme, der über die fünf Basistermine hinausgehenden Sitzungen, gilt es mit den Krankenkassen abzusprechen.

Selbsthilfegruppen können eine weitere Informationsquelle für Patienten darstellen und positives Verhalten verstärken (Mallory 1992). Zusätzlich sind mögliche Rückschläge gemeinsam leichter zu überwinden und Patienten haben die Möglichkeit, von Erfahrungen anderer zu profitieren (Weiner 2009). Der Besuch einer Selbsthilfegruppe ist daher für einen nachhaltigen Erfolg empfehlenswert.

5 Zusammenfassung

Das stetige Wachstum der Adipositaschirurgie erfordert eine zunehmende Auseinandersetzung mit metabolischen und ernährungsbedingten Konsequenzen bariatrischer Operationen. Adipositaschirurgische Maßnahmen werden jedoch nur den erhofften Erfolg bringen, wenn Patienten erkennen, dass eine Operation lediglich eine Unterstützung darstellen kann. Zur Gewichtsreduktion bzw. -stabilisierung nach der erwünschten Abnahme, ist darüber hinaus aktive Mitarbeit der Patienten erforderlich.

Der Magenbypass (MBP) ist die derzeit häufigste bariatrische Operation; eine Kombination aus Restriktion und Malabsorption. Neben den erwünschten Erfolgen limitieren anatomische Veränderungen, eine starke Reduktion der Kalorienaufnahme sowie Nahrungsmittelintoleranzen jedoch die Aufnahme wichtiger Nährstoffe. Bei ungenügender Beachtung können postoperativ daher Defizite und schwere Komplikationen auftreten. Trotz unterschiedlicher Studienergebnisse scheinen Vitamin D, Eisen und Vitamin B_{12} die häufigsten Nährstoffdefizite nach Anlage eines MBP zu sein. Ferner wurden auch Folsäure-, Vitamin A-, Calcium- und Proteindefizite beobachtet und vereinzelt Thiamindefizite beschrieben. Bei einer großen Anzahl von Patienten mit Adipositas Grad III wurden bereits präoperativ signifikante Defizite an vor allem Eisen, Thiamin und Vitamin D festgestellt (Flancbaum et al. 2006, Goldner et al. 2008, Madan et al. 2006).

Die Dosis und Dauer der Einnahme von Nahrungsergänzungsmitteln nach bariatrischen Operationen ist noch nicht umfassend untersucht. In der aktuellen S3-Leitlinie der Chirurgischen Arbeitsgemeinschaft für Adipositastherapie (2010) wird – neben regelmäßigen Laboruntersuchungen zur Aufdeckung möglicher Nährstoffdefizite – bisher lediglich eine routinemäßige Supplementation von Vitaminen und Mineralstoffen empfohlen, jedoch ohne Dosierungsangaben. Amerikanische Leitlinien empfehlen postoperativ eine tägliche Einnahme eines Multivitaminpräparats mit Mineralstoffen sowie eine Ergänzung von Eiweiß, Calcium mit Vitamin D, Vitamin B_{12} und Eisen (Aills et al. 2008, Heber et al. 2010, Mechanick et al. 2008). Ein Proteinmangel ist nach Anlage eines proximalen MBP zwar selten (Brolin et al. 1992, Skroubis et al. 2002), kann jedoch schwerwiegend sein und die Morbidität und Mortalität signifikant erhöhen (Poitou et al. 2007). Folglich ist vor allem im ersten Jahr nach der Operation eine ausreichende Proteinversorgung von besonderer Bedeutung. Eine Ergänzung mit Eiweißpräparaten ist notwendig, bis eine Proteinversorgung von mindestens 60 g täglich über eine entsprechende Ernährung gewährleistet werden kann. Aufgrund der inadäquaten Versorgung über die Nahrung ist neben einem Multivitaminpräparat (200 % RDA) im Rahmen einer Osteoporose- und Frakturprophylaxe postoperativ eine sofortige Calcium- und Vitamin D-Supplementation zu beginnen. Empfohlen wird eine Supplementation von 1500 bis 2000 mg Calcium und 400 bis 2000 µg Vitamin D, welche es – wenn ggf. auch in schwächerer Dosis – voraussichtlich lebenslang fortzuführen gilt (Aills et al. 2008, Heber et al. 2010). Da Eisendefizite besonders bei prämenopausalen Frauen häufig auftreten, scheint postoperativ eine prophylaktische Eisensupplementation von 30 bis 100 mg/Tag auf unbestimmte Zeit ebenfalls sinnvoll zu sein (Brolin et al. 1998b, Wolf 2006). Zusätzlich ist eine intramuskuläre Gabe von 1000 µg Vitamin B_{12} alle ein bis drei Monate empfehlenswert (Aills et al. 2008, Wolf 2006). Regelmäßige Nachsorgetermine ermöglichen darüber hinaus eine bedarfsangepasste Verordnung weiterer, ggf. notwendiger Präparate. Aufgrund der unterschiedlichen Compliance von Patienten hinsichtlich der Einnahme von Nahrungsergänzungspräparaten sowie einem möglichen Wechsel von Supplementen, ist ein genaues Erfragen aller Supplemente zu jeder Ernährungsberatung von besonderer Bedeutung.

Neben Nährstoffdefiziten sind postoperativ ernährungsbedingte Komplikationen, wie z. B. Erbrechen oder ein Dumping-Syndrom, häufig. 55 % der Befragten einer eigens durchgeführten explorativen Onlineerhebung gaben postoperative Beschwerden an. Am häufigsten wurde von den Teilnehmern mit 34 % das Auftreten von Übelkeit und Erbrechen beschrieben. Nährstoffunterversorgungen und ernährungsassoziierte Komplikationen können durch eine ausgewogene Nahrungszufuhr, Supplemente und ein bedachtes Essverhalten i. d. R. jedoch vermieden werden (Parkes 2006).

Bariatrische Operationen sind keine Ursachenbekämpfung, so dass oftmals ein frühzeitiges Erlernen alternativer Problemlösestrategien erforderlich ist und nicht selten therapeutischer Unterstützung bedarf.

Zusammenfassend ist zu sagen, dass die postoperative Nachsorge einen essentiellen Bestandteil einer erfolgreichen Behandlung darstellt und insbesondere während der ersten zwei Jahre eine verstärkte medizinische sowie ernährungstherapeutische Überwachung beinhalten sollte. Aufgrund einer möglichen Stagnation oder eines Wiederanstiegs des Gewichts ein bis zwei Jahre nach der Operation ist vor allem das erste postoperative Jahr eine entscheidende Zeit, um alte Verhaltensweisen zu verändern (Mallory 1992, Sjöström et al. 2004). Engmaschige Nachsorgetermine innerhalb des ersten halben Jahres bei Arzt und Ernährungsfachkraft dienen dazu, frühzeitig notwendiges Wissen zu vermitteln sowie Verhaltensmodifikationen einzuleiten und die Umsetzung in den Alltag optimal zu unterstützen. Zusätzlich sind weitere Termine nach 12, 18 und 24 Monaten postoperativ sinnvoll, um Lernfortschritte beurteilen zu können und bei Rückfallen in alte Verhaltensweisen, einer möglichen Gewichtsstagnation oder -zunahme frühzeitig eingreifen zu können. Anschließend ist eine jährliche Nachsorge anzuraten (Moizé et al. 2003, Wardé-Kamar et al. 2004).

Im Hinblick auf einen langfristigen Erfolg der chirurgischen Maßnahme sind eine qualifizierte, spezialisierte Ernährungsberatung und damit verbundene Verhaltensänderungen im Alltag der Patienten unabdingbar.

Eine ausgewogene Ernährung, ein bedachtes Essverhalten, ausreichende körperliche Aktivität und die Einnahme ausgewählter Nahrungsergänzungsmittel sind entscheidend, um eine adäquate Nährstoffversorgung zu gewährleisten und die erreichten Abnahmeerfolge langfristig zu stabilisieren.

Abkürzungsverzeichnis

AACE	American Association for Clinical Endocrinologists
AS	Aminosäuren
ASMBS	American Society for Metabolic and Bariatric Surgery
BPD	Biliopankreatische Diversion
BPD/ DS	Biliopankreatische Diversion mit Duodonalswitch
CA-ADIP	Chirurgische Arbeitsgemeinschaft für Adipositastherapie
DACH	Deutsche, Österreichische, Schweizerische Gesellschaft für Ernährung und Schweizerische Vereinigung für Ernährung
DAG	Deutsche Adipositas Gesellschaft
DGCA	Deutsche Gesellschaft für Chirurgie der Adipositas
DGE	Deutsche Gesellschaft für Ernährung
DVO	Dachverband Osteologie e. V.
EWL	Excess weight loss
IFSO	International Federation for the Surgery of Obesity
MBP	Magenbypass
PTH	Parathormon
TOS	The Obesity Society
WHO	World Health Organization

Literaturverzeichnis

Bücher

Biesalski, H. K.; Grimm, P. (2007): Taschenatlas Ernährung. 4. überarbeitete und erweiterte Auflage, Stuttgart (Georg Thieme Verlag).

Cooper, Z.; Fairburn, C. G.; Hawker, D. M. (2008): Kognitive Verhaltenstherapie bei Adipositas. Ein Manual in neun Behandlungsmethoden, Stuttgart und New York (Schattauer-Verlag).

DGE et al. (Hrsg.) (2008): Referenzwerte für die Nährstoffzufuhr. 1. Auflage, 3. vollständig durchgesehener und korrigierter Nachdruck, Bonn (Umschau Buchverlag).

Herpertz, S.; de Zwaan, M. (2008): Psychosomatische Aspekte der Adipositaschirurgie, in: Herpertz, S.; de Zwaan, M.; Zipfel, S. (Hrsg.): Handbuch Essstörungen und Adipositas, Heidelberg (Springer Medizin Verlag).

Pudel, V. (1991): Praxis der Ernährungsberatung. 2. überarbeitete Auflage, Berlin et al. (Springer-Verlag).

Pudel, V.; Westenhöfer, J. (2003): Ernährungspsychologie. Eine Einführung. 3. unveränderte Auflage, Göttingen et al. (Hogrefe-Verlag).

Rechtien, W. (2004): Beratung in Gruppen, in: Nestmann, F.; Engel, F.; Sickendiek, U. (Hrsg.): Handbuch der Beratung Band 1: Disziplin und Zugänge, Tübingen (dgvt-Verlag).

Reichel, R.; Rabenstein, R. (2005): Kreativ beraten. Methoden, Modelle, Strategien für Beratung, Coaching und Supervision. Unveränderter Nachdruck der 1. Auflage, Münster (Ökotopia-Verlag).

Weiner, R. A. (2010): Neue Chancen bei Adipositas - Magenband, Magenbypass und Magenschrittmacher. 2 Auflage, Stuttgart (Trias Verlag in MVS Medizinverlage).

Weiner, R. A. (2009): Adipositaschirurgie - Indikation und Therapieverfahren. 2. Auflage, Bremen (Uni-Med Verlag AG).

WHO (2000): WHO Technical Report Series 894. Obesity: Preventing and Managing the Global Epidemic. Report of a WHO Consultation. Geneva (World Health Organisation).

Wirth, A. (2008): Adipositas. Ätiologie, Folgekrankheiten, Diagnostik, Therapie. 3. vollständig überarbeitete und erweiterte Auflage, Heidelberg (Springer Medizin Verlag).

Fachartikel

Aarts, E. O. et al. (2012): Prevalence of Anemia and Related Deficiencies in the First Year following Laparoscopic Gastric Bypass for Morbid Obesity, in: Journal of Obesity, S. 1-7.

Aasheim, E. T. et al. (2009): Vitamin status after bariatric surgery: a randomized study of gastric bypass and duodenal switch, in: The American Journal of the Medical Sciences 90, S. 15-22.

Aills, L. et al. (2008): ASMBS Allied Health Nutritional Guidelines for the Surgical Weight Loss Patient, in: Surgery for Obesity and Related Diseases 4, S. S73-S108.

Alvarez-Leite, J. I. (2004): Nutrient deficiencies secondary to bariatric surgery, in: Current Opinion in Clinical Nutrition and Metabolic Care 7, S. 569-575.

Andreu, A. et al. (2010): Protein Intake, Body Composition, and Protein Status Following Bariatric Surgery, in: Obesity Surgery 20, S. 1509-1515.

Avinoah, E. et al. (1992): Nutritional status seven years after Roux-en-Y gastric bypass surgery, in: Surgery 111, S. 137-142.

Bloomberg, R. D. et al. (2005): Nutritional Deficiencies following Bariatric Surgery: What Have We Learned?, in: Obesity Surgery 15, S. 145-154.

Bond, D. S. et al. (2009): Becoming Physically Active After Bariatric Surgery is Associated With Improved Weight Loss and Health-related Quality of Life, in: Obesity 17, S. 78-83.

Brolin, R. E. et al. (1992): Long-limb Gastric Bypass in the Superobese. A Prospective Randomized Study, in: Annals of Surgery 215:4, S. 387-395.

Brolin, R. E. et al. (1994): Weight loss and dietary intake after vertical banded gastroplasty and Roux-en-Y Gastric Bypass, in: Annals of Surgery 220:6, S. 782-790.

Brolin, R. E. et al. (1998a): Are Vitamin B_{12} and Folat Deficiency Clinically Important After Roux-en-Y Gastric Bypass, in: Journal of Gastrointestinal Surgery 2, S. 436-442.

Brolin, R. E. et al. (1998b): Prophylactic Iron Supplementation after Roux-En-Y Gastric Bypass. A prospective, double-blind, randomized Study, in: Archives of Surgery 133, S. 740-744.

Brolin, R. E. et al. (2002): Malabsorptive Gastric Bypass in Patients with Superobesity, in: Journal of Gastrointestinal Surgery 6, S. 195-205.

Buchwald, H. et al. (2004): Bariatric Surgery: A Systematic Review and Meta-Analysis, in: Journal American Medical Association 292:14, S. 1724-1738.

Buchwald, H.; Williams, S. E. (2004): Bariatric Surgery Worldwide 2003, in: Obesity Surgery 14, S. 1157-1164.

Buchwald, H. et al. (2009): Weight and Type 2 Diabetes after Bariatric Surgery: Systematic Review and Meta-Analysis, in: The American Journal of Medicine 122, S. 248-256.

Buchwald, H. Oien, D. M. (2009): Metabolic/Bariatric Surgery 2008, in Obesity Surgery 19, S. 1605-1611.

Chang, C. G. et al. (2004): Acute Post-Gastric Reduction Surgery (APGARS) Neuropathy, in: Obesity Surgery 14, S. 182-189.

Chirurgische Arbeitsgemeinschaft für Adipositastherapie et al. (Hrsg.) (2010): S3-Leitlinie: Chirurgie der Adipositas, online unter: http://www.adipositas-gesellschaft.de/fileadmin/PDF/Leitlinien/ADIP-6-2010.pdf.

Coates, S. P. et al. (2004): Gastric Bypass Surgery for Morbid Obesity Leads to an Increase in Bone Turnover and a Decrease in Bone Mass, in: The Journal of Clinical Endocrinology & Metabolism 89:3, S.1061-1065.

Dachverband Osteologie e.V. (2009): DVO-Leitlinie 2009 zur Prophylaxe, Diagnostik und Therapie der Osteoporose bei Erwachsenen. Langfassung, in: Osteologie 18, S. 304-328.

Deutsche Adipositas Gesellschaft et al. (Hrsg.) (2007): Evidenzbasierte Leitlinie. Prävention und Therapie der Adipositas, online unter: http://www.adipositas-gesellschaft.de/fileadmin/PDF/Leitlinien/Adipositas-Leitlinie-2007.pdf.

Deutsche Gesellschaft für Chirurgie der Adipositas; Deutsche Gesellschaft für Adipositas (2006): Evidenzbasierte Leitlinie. Chirurgische Therapie der extremen Adipositas, online unter: http://www.bvac.de/media/download_gallery/Leitlinie-Chirurgie.pdf.

De Zwaan, M.; Mühlhans, B. (2009): Essverhalten vor und nach adipositaschirurgischer Behandlung, in: Aktuelle Ernährungsmedizin 34, S. 83-87.

Dieckmann, S. (2011): Schwerpunkte in der Ernährungsberatung bei Patienten mit einem Magenbypass, in: Ernährung & Medizin 26, S. 77-80.

Elliot, K. (2003): Nutritional considerations after bariatric surgery, in: Critical Care Nursing Quarterly 26:2, S. 133-138.

Evans, R. K. et al. (2007): Participation in 150 min/wk of moderate or higher intensity physical activity yields greater weight loss after gastric bypass surgery, in: Surgery for Obesity and Related Diseases 3(5), S. 526-530.

Faintuch, J. et al. (2004): Severe Protein-Calorie Malnutrition after Bariatric Procedures, in: Obesity Surgery 14, S. 175-181.

Flancbaum, L. et al. (2006): Preoperative Nutritional Status of Patients Undergoing Roux-en-Y Gastric Bypass for Morbid Obesity, in: Journal of Gastrointestinal Surgery 10, S. 1033-1037.

Fontaine, K. R.; Barofsky, I. (2001): Obesity and health-related quality of life, in: Obesity Reviews 2, S. 173-182.

Fontaine, K. R. et al. (2003): Years of Life Lost Due to Obesity, in: Journal of American Medical Association 289:2, S. 187-193.

Freire, R. H. et al. (2012): Food quality, physical activity, and nutritional follow-up as determinant of weight regain after Roux-en-X gastric bypass, in: Nutrition 28, S. 53-58.

Fujioka, K. (2005): Follow-up of nutritional and metabolic problems after bariatric surgery, in: Diabetes Care 28, S. 481-484.

Gasteyger, C. et al. (2008): Nutritional deficiencies after Roux-en-Y gastric bypass for morbid obesity often cannot be prevented by standard multivitamin supplementation, in: American Journal of Clinical Nutrition 87:5, S. 1128-1133.

Goldner, W. S. et al. (2008): Prevalence of Vitamin D Insufficiency and Deficiency in Morbidly Obese Patients: A Comparison with Non-Obese Controls, in: Obesity Surgery 18, S. 145-150.

Goldner, W. S. et al. (2009): Finding the Optimal Dose of Vitamin D Following Roux-en-Y Gastric Bypass: A Prospective, Randomized Pilot Clinical Trial, in: Obesity Surgery 19, S. 173-179.

Goode, L. R. et al. (2004): Bone and Gastric Bypass Surgery: Effects of Dietary Calcium and Vitamin D, in: Obesity Research 12, S. 40-47.

Halverson, J. (1986): Micronutrient deficiencies after gastric bypass for morbid Obesity, in: The American Surgeon 52:11, S. 594-598.

Heber et al. (2010): Endocrine and Nutritional Management of the Post-Bariatric Surgery Patient: An Endocrine Society Clinical Practice Guideline, in: The Journal of Clinical Endocrinology & Metabolism, 95(11), S. 4823-4843.

Johnson, J. et al. (2006): The long-term effects of gastric bypass on vitamin D metabolism, in: Annals of Surgery 243:5, S. 701-705.

Johnson, M. J. et al. (2005): Effects of Gastric Bypass Procedures on Bone Mineral Density, Calcium, Parathyroid Hormone, and Vitamin D, in: Effects of Gastric Bypass Procedures 9: 8, S. 1106-111.

Kushner, R. (2000): Managing the obese patient after bariatric surgery: a case report of severe malnutrition and review of the literature, in: Journal of Parenteral and Enteral Nutrition 24: 2, S. 126-132.

Koffman, B. M. et al. (2006): Neurologic Complications after Surgery for Obesity, in: Muscle Nerve 33, S. 166-176.

Ludwig, K.; Bernhardt, J. (2007): Potentielle Mangelerscheinungen und Supplementation nach Magen-Bypass, in: Chirurgische Gastroenterologie 23, S. 30-34.

Ludwig, K. et al. (2009): Ernährungsumstellung, Supplementation und Bewegungsprogramm nach Roux-Y-Magenbypass, in: Obesity Facts, 2 (Suppl 1), S. 49-53.

Malinowski S. (2006): Nutritional and metabolic complications of bariatric surgery, in: The American Journal of the Medical Sciences 331, S. 219-225.

Madan, A. K. et al. (2006): Vitamin and Trace Mineral Levels after Laparoscopic Gastric Bypass, in: Obesity Surgery 16, S. 603-606.

Mallory, G. N. (1992): Maximum Nutrition, Minimum Calories, in: Obesity surgery 2, S. 375-378.

Mallory, G. N.; Macgregor, A. M. C. (1991): Folate Status Following Gastric Bypass Surgery (The Great Folate Mystery), in: Obesity Surgery 1, S. 69-72.

Malone, M. (2009): Recommended Nutritional Supplements for Bariatric Surgery Patients, in: The Annals of Pharmacotherapy 42, S. 1851-8.

Marcason, W. (2004): What Are the Dietary Guidelines Following Bariatric Surgery?, in: Journal of the American Dietetic Association 104:3, S. 487-488.

Marcuard, S. P. et al (1989): Absence of Luminal Intrinsic Factor after Gastric Bypass Surgery for Morbid Obesity, in: Digestive Diseases and Sciences 34:8, S. 1238-1242.

Mechanick, J. I. et al. (2008): AACE/TOS/ASMBS Medical Guidelines for Clinical Practice for the Perioperative Nutritional, Metabolic, and Non-Surgical Support of the Bariatric Surgery Patient, in: Endocrine Practice Volume 14 (Suppl 1), S. 1-83.

Mensink, G. B. M.; Lampert, T.; Bergmann, E. (2005): Übergewicht und Adipositas in Deutschland 1984-2003, in: Bundesgesundheitsblatt 48, S. 1348-1356.

Moizé, V. L. et al. (2010): Nuritional Pyramid for Post-gastric Bypass Patients, in: Obesity Surgery 20, S. 1133-1144.

Moizé, V. L. et al. (2003): Obese Patients Have Inadequate Protein Intake Related to Protein Intolerance Up to 1 Year Following Roux-en-Y Gastric Bypass, in: Obesity Surgery 13, S. 23-28.

Novais, P. F. S. et al. (2011): Food Aversions in Women During The 2 Years After Roux-En-Y Gastric Bypass, in: Obesity Surgery [epub ahead of print].

Parkes, E. (2006): Nutritional Management of Patients after Bariatric Surgery, in: The American Journal of the Medical Sciences 331:4, S. 207-213.

Poitou Bernert, C. et al. (2007): Nutritional deficiency after gastric bypass: diagnosis, prevention and treatment, in: Diabetes & Metabolism 33, S. 13-24.

Rhode, B. M. et al. (1995): Treatment of Vitamin B_{12} Deficiency after Gastric Surgery for Severe Obesity, in: Obesity Surgery 5, S. 154-158.

Rhode, B. M. et al. (1999): Iron Absorption and Therapy after Gastric Bypass, in: Obesity Surgery 9, S. 17-21.

Ruz, M. et al. (2009): Iron absorption and iron status are reduced after Roux-en-Y-gastric bypass, in: American Journal of Clinical Nutrition 90, S. 527-532.

Saunders, R. (2004): "Grazing": A High-Risk Behaviour, in: Obesity Surgery 14, S. 98-102.

Schultes, B. et al. (2010): Hedonic hunger is increased in severely obese patients and is reduced after gastric bypass surgery, in: American Journal of Clinical Nutrition 92, S. 277-283.

Shah, M.; Simha, V.; Garg, A. (2006): Review: long-term impact of bariatric surgery on body weight, comorbidities, and nutritional status, in: Journal of Clinical Endocrinology & Metabolism 91:11, S. 4223-4231.

Shikora, S. A.; Kim, J. J.; Tarnoff, M. E. (2007): Nutrition and Gastrointestinal Complications of Bariatric Surgery, in: Nutrition in Clinical Practice 22, S. 29-40.

Scopinaro, N. (1998): The IFSO and Obestiy Surgery Throughout the World, in: Obesity Surgery 8, S. 3-8.

Sjöström, L. et al. (2004): Lifestyle, Diabetes, and Cardiovascular Risk Factors 10 Years after Bariatric Surgery, in: The New England Journal of Medicine 351: 26, S. 2683-2693.

Sjöström, L. (2012): Review of the key results from the Swedish Obese Subjects (SOS) trial: a prospective controlled intervention study of bariatric surgery, DOI: 10.1111/joim.12012.

Skroubis, S. A. et al. (2002): Comparison of Nutritional Deficiencies after Roux-en-Y Gastric Bypass and after Biliopancreatic Diversion with Roux-en-Y Gastric Bypass, in: Obesity Surgery 12, S. 551-558.

Smith, D. et al. (1993): Gastric Acid Secretion and Vitamin B_{12} Absorption After Vertical Roux-en-Y Gastric Bypass for Morbid Obesity, in: Annals of Surgery 218:1, S. 91-96.

Stocker, D. J. (2003): Management of the bariatric surgery patient, in: Endocrinology and Metabolism Clinics of North America 32, S. 437-457.

Stroh, C. et al. (2009): A Nationwide Survey on Bariatric Surgery in Germany – Results 2005-2007, in: Obesity Surgery 19, S. 105-112.

Stroh, C. et al. (2012): Aktuelle Daten der Qualitätssicherungsstudie für operative Therapie der Adipositas in Deutschland, in: Zentralblatt für Chirurgie, DOI: 10.1055/s-0031-1283889.

Sundbom, M. (2003): Reduction in Serum Pepsinogen I After Roux-en-Y Gastric Bypass, in: Journal of Gastrointestinal Surgery 7, S. 529-535.

Swenson, B. R. et al. (2007): The effect of a low-carbohydrate, high-protein diet on post laparoscopic gastric bypass weight loss: a prospective randomized trial, in: The Journal of surgical research 142 (2); S. 308-313.

Thomas, J. R.; Marcus, E. (2008): High and Low Fat Food Selection with Reported Frequency Intolerance Following Roux-en-Y Gastric Bypass, in: Obesity Surgery 18, S. 282-287.

Toh, S. Y. et al. (2009): Prevalence of nutrient deficiencies in bariatric patients, in: Nutrition 25, S. 1150-1156.

Trostler, N. et al. (1995): Weight Loss and Food Intake 18 Months following Vertical Banded Gastroplasty or Gastric Bypass for Severe Obesity, in: Obesity Surgery 5, S. 39-51.

Wardé-Kamar, J. et al. (2004): Calorie intake and meal patterns up to 4 years after Roux-en Y gastric bypass surgery, in: Obesity Surgery 14:8, S. 1070-1079.

Weiner, R. A. (2008): Zukünftige Perspektive und Entwicklungswege der Adipositaschirurgie, in: Minimale Invasive Chirurgie 17:2, S. 1-6.

Woodard, G. A. et al. (2010): Impaired Alcohol Metabolism after Gastric Bypass Surgery: A Case-Crossover Trial, in: Journal of the American College of Surgeons 2011, Epub 22.12.2010.

Wolf, A. M. (2006): Supplementation nach adipositaschirurgischen Maßnahmen, in: Viszeralchirurgie 44, S. 99-103.

Wolf, A. M. (2007): Prinzipien der Supplementation nach Adipositas-chirurgischen Maßnahmen, in: Chirurgische Gastroenterologie 23, S. 44-47.

Xanthakos S. A.; Inge T. H. (2004): Nutritional consequences of bariatric surgery, in: Current Opinion in Clinical Nutrition and Metabolic Care 9, S. 489-496.

Zalesin, K. C. et al. (2010): Vitamin A Deficiency after Gastric Bypass Surgery: An Underreported Postoperative Complication, in: Journal of Obesity 2011, Epub 14.09.2010.

Sonstige

Miller, K.; Weiner, R. A. (2004): Roux-en-Y Magenbypass (Gastric Bypass), online unter: http://www.acsdev.info/op_methoden_rny-magenbypass.html (abgerufen am 14.12.2010).

Reich-Soufflet, J. (2012): Fortbildungsreihe für Ernährungsfachkräfte, 2. Block, Frankfurter Zentrum für Essstörungen, Niddatal.

WHO (2011): Obesity and Overweight, Fact Sheet N°311, online unter: http://www.who.int/mediacentre/factsheets/fs311/en/index.html (abgerufen am 26.03.2011).

WHO (2006): What are the health consequences of being overweight? Online Q&A, online unter: http://www.who.int/features/qa/49/en/index.html (abgerufen am 25.01.11).